101가지
단주 이야기

다사랑 중독 연구소

신정

머리말

'알코올중독은 치료가 안 된다'

'알코올중독은 운이 좋으면 100명 중에 한두 명 좋아질 뿐 치료해 봤자 아무 도움도 안 된다.'

10년 전만 해도 일반인들뿐 아니라 정신의학 분야의 전문가들조차 이렇게 생각을 했었다. 가장 좋은 치료법은 정신병원 폐쇄병동에 '가두는' 것이었다. 강제로 차단시켜 술을 못 먹게 하는 것이다. 그렇게 6개월을 가둬 두고, 나와서 또 마시면 1년을, 그래도 안 되면 요양원이나 기도원에 보냈다. 술로부터 차단시키는 것을 넘어 아예 사회에서 격리를 시킨 것이다. 그것이 때로 알코올중독의 최종 치료법이 되었다.

그러나 10년 전만 해도 병원에 입원했을 뿐 제대로 된 치료라는 것이 없었다. 고작해야 '알코올이 신체에 미치는 영향' '알코올중독으로 고생하는 가족' 등의 비디오 교육이 전부였다. 사실 알코올중독은 '치료가 안 되는 병'이 아니라 제대로 '치료를 받은 적이 없는 병'인 것이다. 알코올중독 입장에서 보면 억울하기 짝이 없다. 어쩌면 전문가들조차 자신들의 무관심과 직무 태만을 살짝 감춘 채 알코올 환자들을 '치료해 봤자 안 되는 성격파탄자'로 낙인을 찍는데 한몫을 하게 되었는지 모른다.

'알코올중독은 치료가 된다'

'알코올중독은 제대로 치료를 받으면 10명 중에 3명은 회복되어 건강하게 생활한다.'

지금 알코올중독 전문가들의 일반적인 생각이다. 10년이 지난 지금 알코올중독 치료에 대한 획기적인 변화가 온 것이다. 그 10년 동안 다양한 알코올 치료 프로그램이 시행착오를 거쳐 만들어지고 개선되어 왔다. 제대로 된 치료가 이루어지니 치료되는 사람이 눈에 띄게 많아진 것이다. 알코올중독 치료는 몸-마음-정신의 삼위일체의 통합적인 치료여야 한다. 그래서 치료가 어려웠는지 모른다. 생물학적인 접근, 심리상담적 접근, 영적인 접근이 모두 포함되어 있다. 한 인간을 변화시킬 수 있는 모든 방법을 총동원한 총체적인 치료다. 몸의 회복, 마음의 평온, 정신의 변화, 영적 각성이 이루어져야 온전한 회복이 가능하다.

다사랑 중독 연구소에서는 10년에 걸친 치료적 노력을 한데 모은 치료프로그램을 전문가 및 일반인들에게 소개하고자 뜻을 모았다. 우리가 하고 있는 프로그램은 우리만의 것이 아니라 다양한 분야의 수많은 고수들의 지식을 이어받은 것이기에, 이제는 우리 프로그램을 함께 나누는 것도 좋지 않겠냐고 마음이 서로 통했다. 이 책을 내는 뜻은 본 알코올 전문병원에서 실행하고 있는 프로그램 일부를 소개하여 현장의 중독전문가들에게 조금이나마 도움이 되고자 하였고, 일반인이나 중독자들에게는 단주생활에 도움이 되는 치료팁이 되기를 희망하였다.

본 프로그램은 신체적, 심리적, 정신적, 영적 부분 등 다양한 영역을 포괄하고 있으며 각 분야의 전문가들의 지식과 더불어 본 연구소를 거쳐 간 수많은 치료자들의 경험과 지혜가 녹아들어가 있다.

이 책은 본 병원(연구소)의 전문 상담사 및 치료자들이 현재 각자 자신이 하고 있는 프로그램을 소개하고 정리하는 방식으로 만들어졌다. 전문가들과 일반인들 두 대상을 염두에 두었기에 때로는 어려울 수도 때로는 너무 쉬울 수도 있다. 또한 각자 현장에서의 경험을 생생히 전달하고자 애썼지만 글로 담기에 어려운 프로그램들이 많아 전달이 제대로 안 된 아쉬움도 있다. 비록 부족한 부분이 많지만 독자분들께서 현장에서 흘린 치료자들의 땀과 눈물을 여백에 채워 읽어 주길 바라는 마음이다.

여름휴가를 쪼개서 책을 만드는 데 애써 주신 여러 선생님께 진심으로 감사의 말씀드리며, 신정출판사 최용구 사장님께도 감사드린다.

2010년 11월

공동저자 올림

Contents

차례

질병에 대한 인식을 바꾸고 자신의 문제를 바라보기

특수한 상황들(노인, 여성, 가족 집단치료)

질병에 대한 인식을 바꾸고 자신의 문제를 바라보기

회복교실

시청각 교육

단계별 집단 치료

중독적 사고

회복교실

술이 몸과 마음, 생활에 미치는 악영향을 이해하고, 술 문제의 발달 양상을 알도록 참고서적을 함께 읽고 토론하는 가장 기본적인 프로그램.
이를 통해 술 문제를 숙고하게 된다.

1 알코올로 인한 신체질환

술이 내 몸을 아프게 해요

많은 알코올 의존 환자들은 말한다. "술을 마셔서 내 몸이 아픈 것은 아니다. 왜 아프다고 하면 무조건 술하고 연관을 시키느냐" 하면서 억울하다고 말한다. 그렇지만 어쩌겠는가? 술을 끊고 한동안 지내게 되면 상태가 차츰 호전되는 것을…….

우리가 마신 술은 혈액으로 흡수되어 많은 일을 하고 있는 중요한 장기들에 공급될 때 알코올기가 있는 혈액이 공급됨으로써 이러한 장기들에 영향을 미치고 손상을 초래한다. 그렇기 때문에 다양한 장기에 손상을 주지만 불행히도 환자들은 어느정도 심각한 질병이 진행될 때까지 알아차리지 못한다. 특히 뇌 손상과 같은 경우는 자신의 손상된 컴퓨터로

컴퓨터 손상을 알아차리지 못하는 것처럼 인식하기가 쉽지 않다.

신체질환 중에서 자신들이 가장 관심을 보이는 간도 심각한 손상이 진행될 때까지 비교적 증상이 없기 때문에 검사를 해보기 전까지는 질병이 진행되고 있는 것을 모르는 경우가 많다. 간질환 외에 많은 근골격-신경계 질환이나 면역성 질환들은 진단이 명확하지 않고 막연히 컨디션이 좋지 않다가 술을 마시면 일시적으로는 호전된 듯한 양상을 보이기도 하기 때문에 오히려 술을 치료제로 생각하는 이들조차 적지 않다.

어느 정도 자신의 술과 관련된 질병을 인식했다 할지라도 많은 사람들이 근본적인 문제를 해결(즉, 단주)하기보다는 각종보약이나 건강보조식품을 무분별하게 남용하면서 사태를 악화시키는 것을 종종 본다. 또한 가장 안타까운 현실은 간경화, 간암, 치매, 뇌혈관 질환, 당뇨 등의 심각한 합병증으로 사경을 헤매다가도 어느 정도 호전되면 다시 음주하면서 목숨을 위태롭게 한다는 것이다.

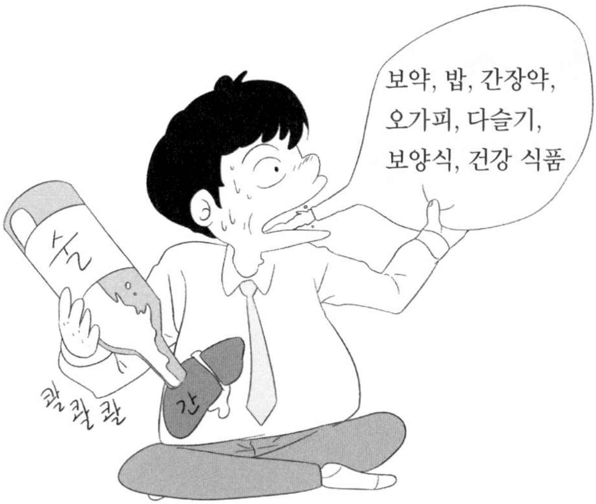

사람들의 삶이 풍요로워지면서 사람들의 건강에 대한 관심이 증가되고 있다. 그러나 유독 우리 알코올 의존자들은 자신의 신체질환을 체크해 보려고도 하지 않을 뿐 아니라, 정확한 진단을 내려 주어도 믿으려고 하지 않거나 심각하게 취급하지 않으려 한다. 자신이 보지 않고 있다고 해서 위험이 저절로 없어지지는 않는다. 바로 병의 증상과 원인을 정확히 파악하고 대처하는 것이 건강한 미래를 대비하는 길일 것이다.

2 알코올로 인한 심리적 변화

술과 함께 함께 탈출한 마음잡기

"나는 술을 좀 마시지만 진짜 중독자만큼 마시지는 않는다. 내가 아는 다른 사람들보다 더 적게 마신다. 술 때문에 못한 일은 하나도 없다. 돈도 꼬박꼬박 벌어서 애들 다 가르쳤다. 애들도 별 말썽 부리지 않고 잘 컸다. 이래도 내가 중독자냐?" "나는 아직 직장이 있다, 가정이 있다. 그렇기에 심한 중독증은 아니다!!" 내 마음은 어떻게 움직이고 있는가, 술과 함께한 시간 동안에 내 마음은 나의 뜻대로 움직이고 있는가? 아니면 술이 부르는 대로 따라 춤추고 있는가? 술에게 핸들을 맡긴 이상 교통신호 준수하기란 하늘의 별따기 수준이 된다.

의존이 진행됨에 따라 문제를 변호하는 심리적인 특성들

은 회복에 장애물이 되어 간다. 그 중 대표적인 몇 가지를 보자. 먼저 자신의 실패를 남에게 돌리고 다른 사람을 비난하는 투사, "날씨가 더워서 시원한 맥주 한잔했다" 그럴듯한 이유를 대는 합리화, 술 문제가 있으나 의존은 아니라는 축소화, 직장과 가정이 거의 해체 직전임에도 불구하고 아무런 문제가 없다고 주장하는 부정 등이다.

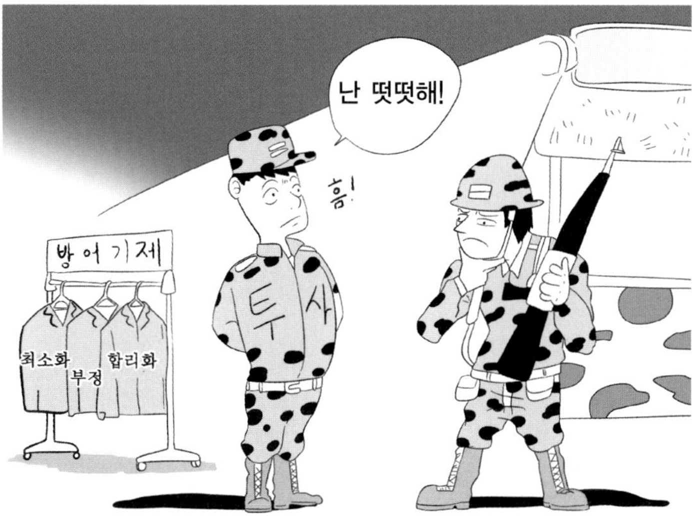

세상 어디에서나 위험하다고 생각되는 일에는 경비시스템이 잘 되어 있다. 마음의 세계에서도 물질의 세계와 같이 의식에 필요한 정보를 끌어 쓰기 위해서는 전의식이라는 경비구역을 통과해야 한다. 성능이 좋은 무기는 위험하기 때문에 방어기제라는 위장술을 이용하여 검문소를 통과하게 되는 것이다.

알코올에 의존되면 그에 대한 불안으로 우리의 무의식 세계에서는 현실을 왜곡하고 변형하고 속이는 부정적인 방어기제들이 활개를 치고 다닌다. 점차 병은 깊어지고 회복과는 거리가 멀어지게 된다. 기분 좋은 한잔의 술이 나의 마음과 탈출하고 싶어 한다. 당신의 마음은 어디에 있는지 파악하는 연습이 필요하다.

3 알코올로 인한 금단증상 및 정신과적 장애

지킬 박사와 하이드

평상시 점잖고, 조용한 그는 전혀 상상도 해볼 수 없는 모습을 보여 가족들만이 그의 그런 모습을 보고 놀랄 뿐이다. 보다 못한 가족이 드디어 그를 원래의 모습으로 되돌릴 만한 방법을 찾아 결국 병원에 왔다.

술을 깨고 일어난 다음날 난데없이 정신이 든 곳은 알코올병원! 자신이 무엇 때문에 이곳에 누워 있는지 모르고 당황한다. 어렴풋한 기억이 아내가 잔소리를 하다가… 기억이 나지 않는다. 평상시 술을 많이 마시는 것을 싫어한 아내가 분명 자신이 미워서 술 병원에 입원시킨 것이라는 생각이 든다.

오매불망 기다리던 첫 면회에 대면한 아내는 눈물만 하염없이 흘린다. "도대체 내가 왜 여기에 있어야 되냐?" 고 따질

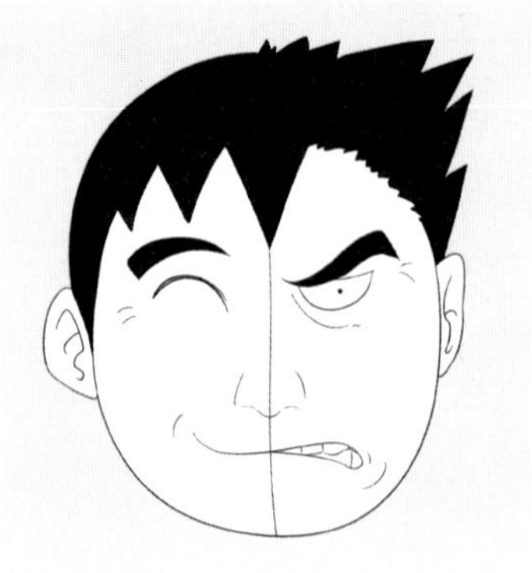

때 "술 마시고 잘못될 까봐 입원시켰다. 미안하다."는 말뿐이다. 갈수록 이해가 안 된다. 병원생활에 적응이 되갈 무렵 저녁만 되면 냄새가 심하고, 몸이 간지러워 죽을 지경이다. 동료들 이야기를 듣자하니 한밤중에 혼자 가방 들고 낚시하러 간다고 이방 저방 문을 열고 다녔단다. 전혀 기억나지 않는데…

두 번째 면회 때 도저히 믿을 수 없는 아내의 말을 듣고 놀랐다. 본인이 글쎄 술을 마시고, 사람도 못 알아보고, 돌아가신 어머니가 보인다며 베란다 밖으로 나가려고 했다는 것이다. 그뿐 아니라, 아들을 때려서 아들이 얼굴에 멍이 들었단다. 아니다. 그럴 리 없다고 했는데, 세 번째 면회 때 만난 아들의 말을 듣고 얼굴을 들 수 없었다.

'내가? 내가 그럴 리가 있나?' 하고 믿겨지지 않는 내 모습. '내 안에 그런 몹쓸 내가 또 사나?' 라는 생각이 든다. 그렇다. 술로 인한 금단증상, 심해지면 사람도 장소도 구분 못할 정도로 뇌 파괴가 심해지면 치매로까지 가게 되는 무서운 병! 그것이 알코올 의존이다.

4 스트레스와 알코올

oh! my stress

스트레스는 사람이라면 누구나 자기 개인차가 있기는 하지만 세상을 살아가면서 좀더 성숙해지기 위한 단계로 꼭 거쳐야 할 과업과도 같다. 이 과업을 회피하거나 스트레스로 인한 고통에 대해 무감각, 무반응의 저항상태를 보인다면 그 사람은 제자리걸음만 할 뿐 더 나아가지 못하게 된다.

일반 사람들은 이런 스트레스를 각자의 개성대로 표출하거나 그 상황에서 벗어나기 위해 여러 가지 노력을 한다. 술 문제가 있기 전까지 우리들은 그들과 다르지 않게 스트레스를 잘 해결해 왔지만 이제는 술이 없다는 전제하에 스트레스를 풀어야 할 것이다.

스트레스 상황에 놓여 있을 땐 언제나 우리는 술을 찾았

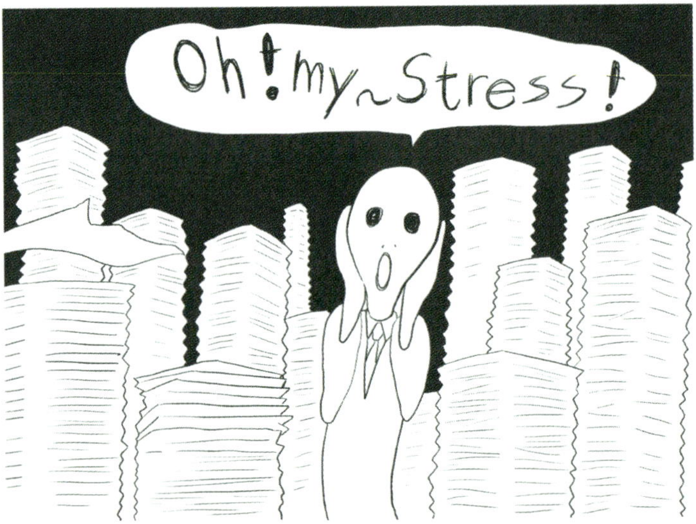

고 그 속에서 해답을 찾으려 노력했다. 그 방법이 제일 쉬웠고, 편했기 때문에, 얼마든지 내 스스로가 이성적으로 판단하고 건강하게 해결할 수 있음에도 불구하고 결국에는 술을 택하였다.

그러면서 우리가 모르는 사이 술은 점점 우리의 몸 구석구석을 파고들어 자신들의 영역을 넓혀갔고 우리는 한없이 스트레스에 취약해져 쓰러지고 일어서기를 반복하고 있을 뿐 도움을 청할 곳이 없었다.

하지만 지금부터라도 전문적인 치료를 받으면 스트레스라는 장애물에 걸려 넘어질 가능성이 줄어들고 갑작스런 소나기 같은 스트레스에서 자유로워질 것이다.

바늘과 실처럼 음주와 스트레스는 항상 동반되어 나타나는 문제이기 때문에 제대로 알고 대처할 수 있는 능력을 키워야 한다.

시청각 교육

술 문제를 숙고하도록 돕기 위해 시청각 자료나 영화 등을 이용하는 프로그램. 집중력을 유지시키며, 다양한 자료를 동원한다.

5 무엇이 잘못됐을까? /도대체 무슨 짓을 한거야

"내가 여기(병원)에 있는 이유가 도저히 이해가 안돼!" "나는 아무런 문제도 없어." "내가 무슨 잘못을 했어! 때린 적도 없고 문제를 일으킨 적도 없어!" 치료자로부터 '당신은 알코올중독입니다.' 라는 소리를 듣는 순간 마치 1톤짜리 쇠망치로 얻어맞은 것처럼 아파하고 억울해 한다.

자신들이 생각하는 알코올 의존자들은 남루한 외모에 누군가를 때리고, 욕하고, 폭언을 하고, 고성을 지르고, 물건을 때려 부수는 사람들이다. 주로 심각한 범죄자나 인격파탄자들을 연상하는 것이다. 그러나 실제로는 상당수 사람들이 일시적으로 이런 모습을 보이기도 하지만, 그렇지 않은 사람들도 많다.

이러한 폭력적 행동 이외에도 내 삶을 책임감 있게 이끌지 못하고 있었다면 문제가 생긴 것이다. 내가 사회에서 맡은 역할들, 즉 남편, 아빠, 아들, 아내, 딸, 사위, 며느리, 직장, 누구 친구, 엄마로서 해야 할 일들은 무수히 많다. 최선을 다하고 있는지 한번쯤 생각해 볼 일이다.

또한 고약한 술냄새, 당면한 일을 처리하지 못하는 무기력한 모습, 가족들에 대한 무관심, 상처가 되는지 모르고 하는 말과 행동, 가족들이 느끼는 불안과 절망감 등 술과 연관된 문제들은 수없이 많다. 언제 시간을 내어서 가족들에게 자신의 문제점을 자세히 들을 필요가 있다.

처음부터 알코올 의존자인 사람은 없다. 영화 〈남자가 사랑할 때〉의 주인공 앨리스도 평범한 주부였지만 어느 날 자신도 모르는 사이에 알코올 의존이 되어 있는 것이다. 자신이 생각하기에 무심코 행한 사소한 행동이지만, 때로는 가족 중 누군가가 큰 상처를 받고 살아가고 있다는 것을 알 수도 있을 것이다. 가끔은 '나는 피해를 주지 않았다. 상처는 그들이 받았고 나는 상관이 없다.' 라고 항변한다. 그러나 과연 그럴까? 내 입장에서가 아니라 상대 입장에서 곰곰이 생각해 보아야 한다. 그러면 무엇이 잘못되어 가고 있는지 보게 될 것이다.

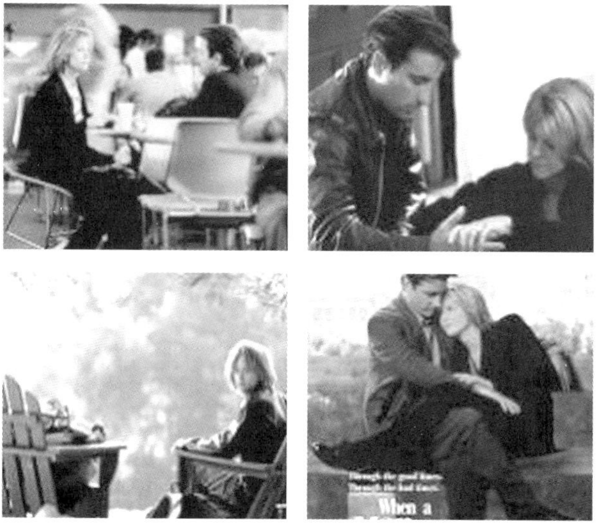

⬆ 〈남자가 사랑할 때〉, 미국, 1994

6 어떻게 해야 하지? 나는 알코올 중독자다

나 자신이 문제가 있다고 느끼면서 내발로 입원하기도 하고, 일단 가족이 원하니까 여기에 오기는 했지만 도대체 나더러 어쩌란 것인지 모르겠다. 이런 분들이 교육을 통해서 '오! 마이 갓! 이게 나란 말야?' 라고 외쳤다면 이제 시작일 뿐이다. 술에 허덕이는 나를 벗어버리고 싶다면 제일 먼저 해야 할 일은 나를 인정하는 것이다. '알코올중독자 ○○○! 입니다.' 라고….

술을 마시며 살아온 나의 삶에 대해 나는 얼마나 제대로 알고 있는가? 대체로 자신의 음주문제에 대해 이야기를 해보라고 하면 완벽하게 자신에 대해 알고 있는 사람은 없다. 의도적이든 의도하지 않았든 간에 문제를 축소시키거나 제

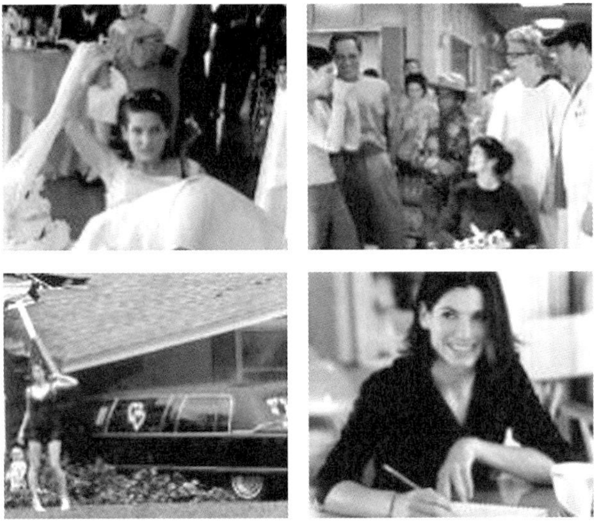

〈28일 동안〉, 미국, 2000

대로 보지 못하고 있다. 그래야만 큰 죄책감이나 두려움 없이 술을 마실 수 있는 것이다.

영화 〈28일 동안〉을 보면 알코올 의존자들의 전형적인 모습을 잘 보여주고 있다. 주인공 그웬이 법에 의해 어쩔 수 없이 재활원에 와서 '나는 문제없어!' 라고 생각하고 치료 받으려는 의지는 전혀 보이지 않았다가 감옥에 가게 될 것이라는 극단적인 상황과 금단 증상을 경험하면서 문제가 있음을 깨닫는다.

병동에 환우들은 심각한 알코올 의존자들의 모습을 보면

서 "저 친구는 진짜 중독자이구만!" 하면서 서로 손가락질을 한다. 그들에게 "당신도 같은 중독을 앓고 있다."라고 하면 "나는 저 정도는 아니다. 왜 사람을 싸잡아서 이야기하냐?"고 소리를 지른다. 그러나 이미 그들과 오십보백보 차이일 뿐이다.

처음에는 절대 인정하고 싶지 않을 것이다. 그렇지만 자신에 대해서 철저하게 생활이 무너졌음을 인정하고 받아들여야 한다. 술 취했을 때의 나도 나고, 맨 정신으로 있는 지금의 내 모습도 나다. 술에 취해서 무질서하게 살아온 나를 인정하고 수용하는 것, 즉 '나는 중독자다'를 편안한 마음으로 받아들이는 것이 회복의 첫 단추가 된다.

7 나를 인정하고 너를 보내고

행복을 바라며 술과 이별하기

알코올 의존에서 회복하기 위해서 어떻게 해야 할까? 우리에게 회복을 위한 여러 가지 선택권이 있어 선택을 할 수 있다면 얼마나 좋을까? 그럼 많이 아프지 않고 이별도 하지 않고 행복할 방법을 선택할 거니까. 그렇지만 우리에게 선택권이란 없다. 술과 이별하는 단주! 이것 외에는 그 어떤 방법으로도 성공한 사람이 없다.

하지만 내 사랑하는 술이라는 애인과 이별을 해야 하니 슬프지 않을 수 없다. 이런 슬픈 이별식을 하지 않고도 살아가는 방법이 있을까? 영화 〈라스베가스를 떠나며〉 속의 주인공처럼 문제가 심각하고 다른 가족으로부터 버림을 받았는데도 불구하고 술과 이별을 하지 못하고 있는 것을 보면

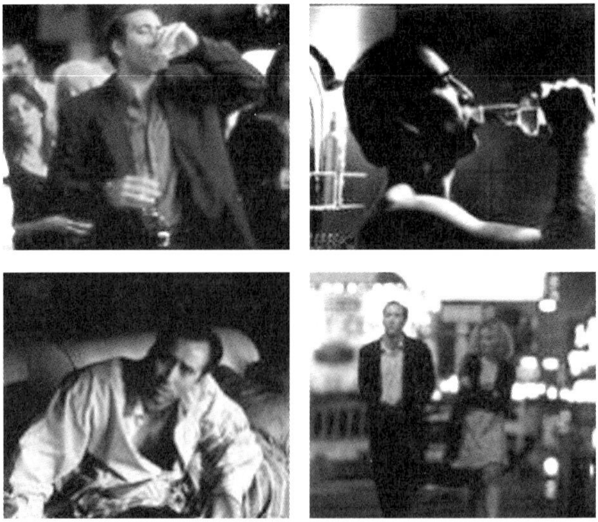

〈라스베가스를 떠나며〉, 미국, 1995

어려운 일이구나 싶다. 그렇지만 어쩌겠는가. 내가 행복하게 살아가려면 이별의 고통은 감수해야 한다.

사악한 술은 그동안 나와 함께 있을 때 나를 사랑하는 가족들의 절규와 슬픔을 보지도 듣지도 못하게 눈과 귀를 막아 놓았고, 입으로는 사탕발림을 잔뜩 해놔서 이제는 술이 없이는 살아갈 수 없도록 만들어 놓았다. 웬수가 따로 없다. 알코올 의존에 대해서 공부하면서 이런 사악한 애인에 대해서 어느 정도는 이해했을 것이다.

그럼 술과 아픈 이별을 결심하고 나면 문제가 전부 해결이 될까? 그러나 이별을 결심하고 실천하는 동안 그동안 술로만 위로받았던 스트레스로 인해 많은 고통이 따른다. 더군다나 앞으로도 애인 없이 계속해서 혼자 살아가야 할 것을 생각하면 두려움이 앞서고 자신감이 없어진다. 고통이 심해지면 다시 옛 애인을 만나러 간다.

그러나 사악한 애인을 만나는 것은 많은 희생을 요구하고 결국 파멸을 초래한다. 과거의 애인을 버리지 않고는 새로운 애인을 만날 수 없다. 주변을 둘러보면 많은 사람들이 얼마간의 고통을 이겨내고 건강한 애인을 만났다. 새로운 애인은 일과 건강, 주변사람들과 관계를 돌아보게 하고 일시적인 쾌락이 아닌 장기적인 행복을 위한 안목을 제공할 것이다. 사악한 애인을 버리고 멋진 애인을 만나는 데는 약간의 고통과 도전이 따른다. 용기를 갖자!

단계별 집단 치료

디클라멘테(Di Clamente) 등이 고안한 변화 단계 모델에 기초하고 있으며,
사람들은 어떤 새로운 방식으로 변하기까지 숙고 전 단계 → 숙고단계 → 준비단계 → 실행단계 → 유지단계 순서로 변화단계를 거쳐나간다.
각 단계에 맞추어 환자들의 집단을 구성하고 각 단계에 맞는 집단 치료를 진행한다.

8 나는 어디에 있는가?

회복하는 것에도 단계가 있다. 아직은 변화에 대해서 숙고 중인 사람들, 알코올사용을 중단시킬 마음의 준비가 안 된 사람들에게 이런 질문을 던지고 싶다.

당신은 음주문제가 있는가? 아니면 즐기는 정도인가? 질문의 답은 바로 당신이 어느 수준에 있는지를 평가해 보는 척도라고도 볼 수 있다.

"나는 취하지 않을 정도로 마신다.", "중독자는 무슨? 참을 때는 한두 달도 안 마신다." 등 음주문제를 부정하는 사람들이 있는가 하면 반면에 "술 때문에 병원에서 치료받은 적 있다.", "가족들이 내 술 문제 때문에 너무 힘들어한다. 미안하다." 등 조심스럽게 인정하는 사람도 있다. 이렇게 질문에 답을 따라가다 보면 자신이 어느 시점에 있는지를 알 수 있다.

첫 번째 대답을 하는 유형을 숙고 전 단계라고 한다. 아직은 자신의 음주문제에 대해서 자각하지 못하고 부정하면서 회피하는 것이 특징이다. 대부분의 초기 입원환자들이 이런 양상을 보인다. 그래야 술을 가까이 할 수 있기 때문이다. 혹시 지금 글을 읽는 당신도 그런 생각을 하고 있지 않는가?

두 번째 답은 숙고단계에 해당하는 유형을 말한다. 자신이 직접 술로 인한 신체적인 심리적인 증상들을 경험하고 음주문제를 인식을 하는 것이다. 주변에서의 충고나 알코올에 관한 지식에서 얻어지는 것일 수도 있다.

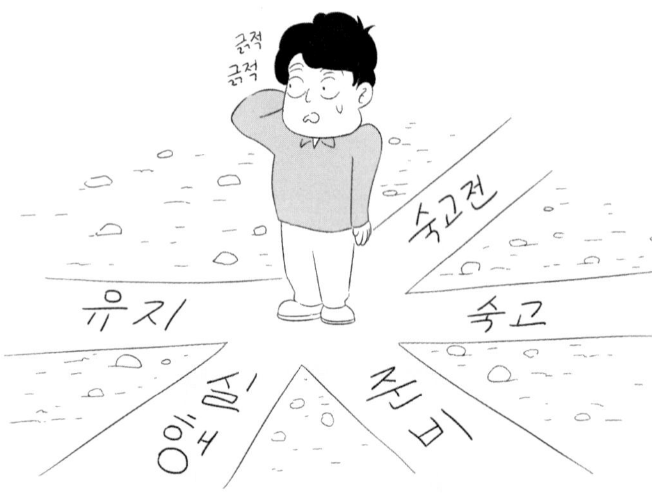

그리고 또 한 가지 유형은 숙고단계를 넘어서 단주를 하기 위해, 적어도 술을 줄이기 위한 여러 가지 계획을 세워 준비하고 실천하는 유형이 바로 준비, 실행 단계이다.

자, 그러면 당신은 어디에 속하는가? 회복의 첫걸음은 나 자신이 지금 어느 수준에 있는지를 파악하는 것, 솔직하고 정직하게 나 자신에게 물어보자.

9 알코올의 앞면과 뒷면

동전의 앞면과 뒷면은 다르다. 모든 물체는 보는 시각에 따라서 모양이나 표면이 각각 다름을 알 수 있다. 알코올도 마찬가지이다. 알코올의 이중성을 낱낱이 파헤쳐 보자.

먼저 알코올의 장점이다. 뭐가 있을까?

1. 기분을 좋게 해준다.
2. 사람들과 친해질 수 있는 중요한 매개체이다.
3. 사랑하는 사람한테 고백할 수 있는 용기를 주기도 한다.
4. 골칫거리인 스트레스에서 해방감을 준다.
5. 지루함을 달래주기도 하고… 그냥 좋다.

이렇게 '술'이라는 한 단어만 생각하더라도 입가에 미소를 띠면서 침을 튀기며 술이 주는 즐거움을 이야기한다.

그렇다면 술이 이렇게 즐거움만 주느냐? 아니다. 단점도 있다. 머리가 아프고 기분이 떨떠름하긴 하지만 우리에게 술이 가져다준 해로운 것들을 생각해 보자. 뭐가 있을까?

1. 건강의 악화이다(고혈압에 당뇨에 위궤양에 간경화까지).
2. 가족 간의 불화이다(이혼, 별거, 따돌림, 포기, 대화단절 등. 혼자 사는 거랑 다를 게 뭔가?).
3. 돈이 많이 든다(말해도 돌아오진 않지만. 보증, 술값, 팁, 안주 값, 사고처리비용 등).

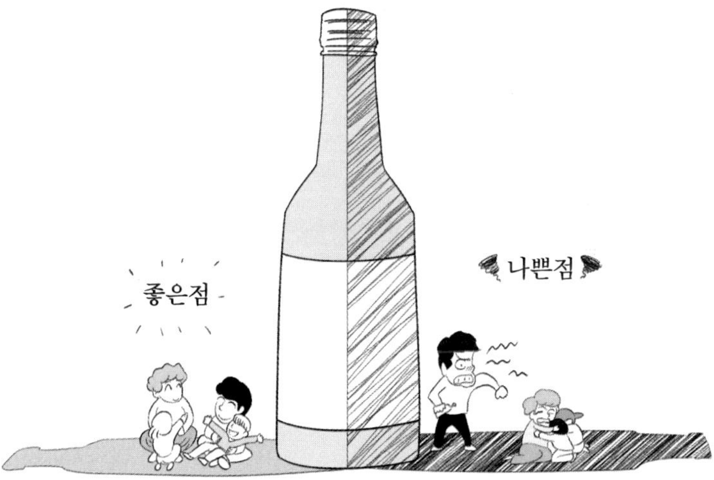

4. 대인관계가 단절된다(친구들도 나를 피한다).
5. 우울감을 준다(처음엔 신나고, 즐겁고, 세상을 다 가진 기분이지만 그 끝은 바람 빠진 풍선이다).

알코올의 긍정적 그리고 부정적인 양면을 보면서 술이 우리에게 미치는 영향을 전체적인 모습으로 볼 수 있는 눈을 키워야 할 것이다.

10 확신과 유혹

마시지 않거나 혹은 넘어가거나

햄릿에 나오는 명대사가 있다. '죽느냐 사느냐 그것이 문제로다.' 과연 당신은 어느 쪽을 택할 것인가? 술독에 빠져 죽음을 택할 것인가? 술독에서 건져줄 튼튼한 희망의 밧줄을 택할 것인가?

당신이 단주하는 것을 택했다면 어떠한 유혹이라도 뿌리치고 빠져나올 수 있는 강력한 힘을 갖는 것이 중요하다. 한 번 두 번 유혹에 부딪쳐 실수하고 넘어졌을지라도 끝까지 일어나는 끈기와 나도 할 수 있다는 확신을 갖는 것이 술독에서 빠져나올 수 있는 길이다.

당신은 어느 순간 악마의 속삭임에 넘어가는가? 사람마다 각각 음주의 유혹을 느끼는 상황이 다르다. 금단증상을 겪을

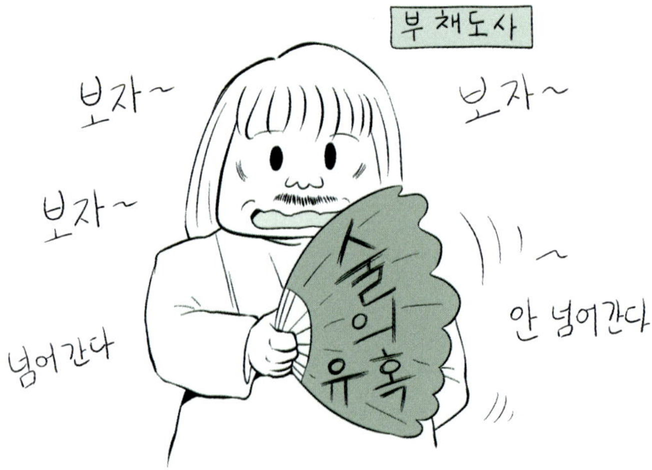

때 가장 술이 마시고 싶다거나, 우울감이나 불안이 생길 때, 좌절이나 스트레스 상황일 때, 친구들과 모일 때 등 다양한 상황들이 있다.

그렇다면 당신은 어느 상황에서 가장 술이 마시고 싶은가? 자신이 악마의 이끌림에 순순히 따라가는 상황은 어떤 것인지를 아는 것이 유혹을 뿌리치기 위한 방법을 쓸 수 있는 기회이다.

재발하는 사람들을 보면 항상 비슷한 상황에서 또 실수를 한다. 바보인가? 이건 바보와는 아무 상관없고 이때가 나에게 가장 술에 취약하다는 것을 알려주는 신호이다.

신호를 무시하고 달리면 사고는 나는 법! 빨간 신호가 켜지면 멈춰야 하는 것은 어린아이들도 다 알고 있다. 그런데 당사자만 모르는 것이 말이 되는가? 괜한 모험을 했다가는 큰코다친다. 이렇듯 자신이 음주 유혹 상황에서 가장 참기 힘든 시간들을 알고, 대처하는 방법을 세우는 것이 재발을 예방할 수 있다.

11 효과적인 의사소통

천 냥 빚 갚는 말 한마디

'말 한마디에 천 냥 빚을 갚는다.' 라는 속담처럼 우리는 어느 시점에서 얼마나 상황에 맞는 말을 적절하게 하느냐가 다른 사람들과 대화를 유익하게 만든다. 특히, 음주문제가 있는 대부분의 사람들의 성향은 갈등을 일으키고 싶지 않은 마음에 자신들의 권리를 포기하는 경우, 자신의 권리를 보호하기 위해 남의 말을 무시하고 공격적인 성향이 드러나는 경우가 대부분이고, 그로 인해 다른 사람들과의 대화가 잘 이루어지지 않아서 항상 술로 이를 대신해 왔다.

어느 환자가 '자신의 말은 가족들이 다 거짓말이라고 생각하기 때문에, 선생님이 우리 가족들에게 내 생각이나 변화되어 가는 점들을 대신 이야기해 줬으면 좋겠다.' 라는 말을 한 적이 있다. 그만큼 음주문제로 인해 환자에 대한 가족들의 신뢰감은 바닥으로 떨어졌고, 서로가 의사소통을 하는 것에 한계가 생긴다는 것이다. 또한, 문제가 되는 상황에 놓여 있을 때는 적절하게 해결하지 못하고 손해를 보는 경우가 많다.

어떻게 하면 다른 사람들의 감정을 무시하지 않고 자신의 욕구를 피력할 수 있을까? 먼저 타인의 말을 경청하는 것이다. 사람의 감정을 들여다볼 수 있는 첫 번째는 그 사람의 행동과 눈빛, 말로 전해지지 않는 것들을 세밀하게 관찰하는 것이 중요하다. 두 번째는 내 감정에 대해서 흔들림 없이 단호한 목소리로 명확하게 하는 것이다. 변명을 하거나 애매모호한 대답은 타인의 신뢰를 깨뜨릴 수 있다.

마지막으로는 극단적인 진술을 자제한다(거짓말을 했다고? 믿을 사람 못 되는 군, 나쁜 사람이다). 이러한 극단적인 답변보다는 왜 그럴 수밖에 없었는지에 대한 타인의 감정을 읽고, 이해하려는 것이 효과적인 의사소통 방법이다.

12 실천계획세우기 "오늘 하루부터!"

새해에 가장 많이 하는 일은 바로 신년 계획을 세우는 일이다. 그러고는 몇 개월 지나지 않아서 모두 흐지부지해진다. 아무리 훌륭하고 대단한 계획이더라도 생각만 하고 실천하지 않는다면 그것은 그냥 낙서에 불과하다.

작심삼일(作心三日), 유시무종(有始無終), 용두사미(龍頭蛇尾) 같은 말들도 언제나 처음은 그럴 듯하지만 끝은 부진한 결과만 있을 뿐이다. 그만큼 계획을 유지하기가 어려운데 하물며 충동적으로 생활을 했던 알코올 의존자에게는 단주를 유지하는 것이 얼마나 어려운 일인가? 그래서 하루만이라도 참을 수 있는 단기적인 계획을 세워 하루를 잘 견디며 단주를 유지할 수 있도록 하는 것이 중요하다. 그러면 어떻게 해야 되는 걸까?

단주의 첫 단계는 오늘 하루부터! 라는 생각으로 오늘 하루는 절대 술을 마시지 않는 것으로 시작한다. 이 하루가 모여서 3개월이 되고, 6개월이 되어 단주를 유지하는 기간이 길어지는 것이고, 처음 단주를 유지하는 것이 힘들지만 6개월, 1년이 되면 음주충동이나 갈망감이 왔을 때에도 쉽게 넘어갈 수 있게 된다. 1년 이후부터는 단주와 더불어 자신에 대한 성격적인 약점에 대해 점검하고, 더 이상 누구에게도 의존하지 않고 심리적으로 경제적으로 독립을 하는 것을 계획으로 세운다. 그 이후에는 과거 음주했을 당시에 깨졌던 관계에 대해 회복을 하는 것을 준비한다. 내가 처한 환경에서 충실하지 못했던 역할들에 대해서도 책임을 다하는 것이 온전한 단주생활의 실천계획이라고 할 수 있다.

중독적 사고

술 문제를 받아들이기 전 단계에서나 조절음주 시도 단계에서 흔히 접하기 쉬운 술 문제에 대한 왜곡된 인식을 찾아내고 교정하려는 정신교육

13 나는 중독자가 아니다

몰라서였고 알았을 땐 거짓말이었다

어떤 중독이든 자신이 중독자라는 것을 인정하기를 거부했을 것이다. 아니 중독자가 아니라는 것을 변명하고 싶었고 그러기에 자존심을 드러내기 싫었고 결국 술을 더 가까이하고 싶은 욕망이었을 것이다. 중독을 중독이라고 시인했더라면 이미 회복의 길을 선택했을 것이고 지나간 과거의 길을 다시 걷지 않았을 것이며 잃어버린 삶을 되돌리는 데 그리 많은 시간이 필요치 않았을 것이다. 중독자는 술의 장점을 장점으로 살릴 수 없다는 것을 이미 오래전에 알고 있었을 것이다. 굳이 말을 하자면 화학적인 신체반응으로 스스로 통제권을 잃어버리는 선택을 함으로써 삶의 대한 무책임을 가지면서도 중독을 인정하기엔 억울한 삶이었기에 거부했던 것이다. 그 선택마저도 자신이 희생당한다는 것에 분노를 느끼고 중독자가 아니라는 것을 보여주기 위한 도전을 했다가 밑바닥을 경험하고 비로소 중독자임을 우리는 고백을 했던 것이다. 또한 이전에 중독이라는 것을 아무도 가르쳐주지 않았기에 깨달을 수 없었던 것과 스스로 저항을 할 수밖에 없었을 것이다.

운명이라고 받아들이기엔 현실과 동떨어진 내면의 욕구는 중독을 거부해야 살아갈 수가 있었기 때문이다. 중독자가 자신이 중독임을 인정하지 않을 때, 중독되지 않은 것처럼 가장하고 있는 것은 아닌 것 같다. 다만 정상적으로 술을 마신다는 스스로 믿음 때문이 아닌가 생각된다. 혼자만이 중독이라고 인정하지 않는 것은 스스로를 고립시키며 혼자서 해보려다 실패의 길로 들어선다.

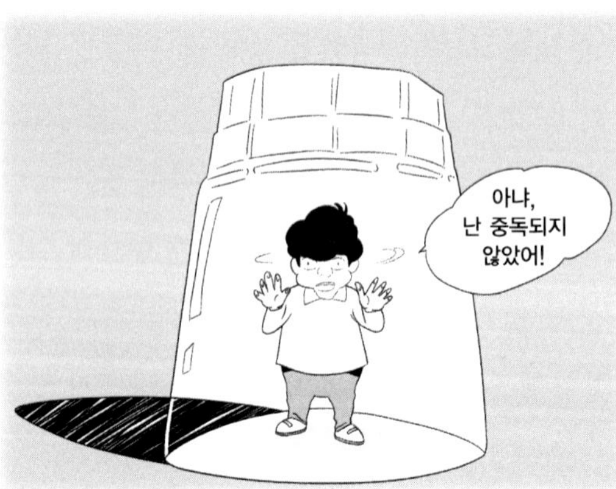

14 나는 의지로 끊을 수가 있다

의지라고 했지만 한계였다

정말로 그럴 수 있을까? 자신의 의지만으로 술을 끊을 수 있을까? 알코올중독에 걸린 사람은 의지의 한계, 책임감의 한계, 정신력의 한계를 느꼈을 것이다. 한 잔의 술을 마시고 "이 잔이 마지막 잔"이라고 말하고 생각했지만 불과 몇 시간이 가지 못한다. 또한 오인된 의지는 고집스런 단주가 되고 수년이 지나도 자신의 방식으로 한다. 단주를 할 때는 수동적이지만 음주를 할 때는 자동화 시스템으로 가기에 누구든지 의지는 있지만 술을 마시게 되면 그런 의지는 온도계 수은주처럼 떨어지는 것이다.

치료를 받는 시점부터 의지는 시작되는 것이고, 술을 끊겠다는 생각을 할 때부터 의지는 생겨나는 것이고, 영적인

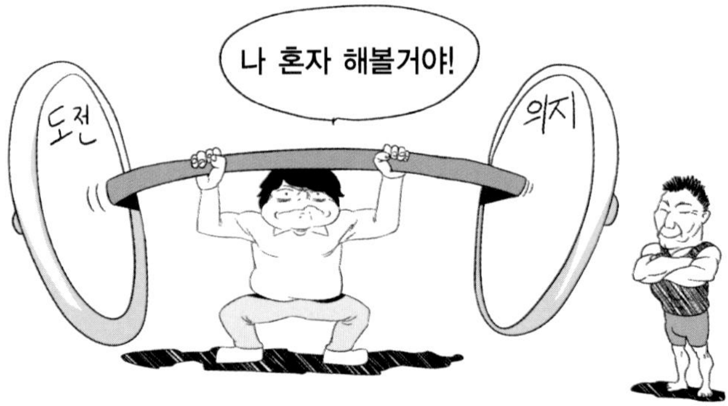

힘이 실렸을 때, 비로소 자신이 한계를 벗어나고 있다는 것을 염두에 두어야 할 것이다. 어떠한 상황에서도 마시지 않는 것이 중요하지만 의지를 시험하는 어리석은 사람은 의지조차 믿지 못하는 결과를 초래하는 것이다. 병적인 의지와 정신력의 기초적인 치료가 필요하고, 회복이 되면서 내면에 욕구나 힘이 발생될 때 말할 수가 있는 것이다. 치료 전과 후에 자신의 힘으로 단주를 하겠다는 것은 모두 거짓말이다. 내면에는 이미 중독의 뿌리가 자신의 모든 영역을 장악했기 때문이다. 순간 일탈의 욕구를 채우고 술에 접근하는 방법으로 현실적 도피를 위해 있지도 않는 내면의 힘을 선택을 하였을 것이다. 의지는 중독을 인정하고, 목표를 설정하고, 변화된 삶의 전환점을 주었을 때 비로소 생겨나는 것이다. 우리는 스스로 영적인 삶을 살아갈 때, 그때 의지를 말을 해야 하지 않을까…

15 치료를 해도 재발하더라

일어서지 못한 이의 좌절

어떠한 이유가 됐든 한 해 농사를 망쳤다고 해서 다음 해에 농사를 포기를 하는 그런 바보스러운 농부는 없을 것이다. 분명 농사를 지을 때 정성, 땀, 시간과 돈을 투자를 했을 것이다. 그 결과에 승복하고 거둔 수확만큼 보람도 거두었을 것이다. 단주도 마찬가지이다.

치료 또는 회복 도중에 자신을 보기는 어렵다. 경험보다 소중한 재산이 없다. 재발을 하라는 말은 아니다. 안내자들과 경험자들의 소중한 것을 겸허히 수용하고 받아들여야 된다는 뜻이다. 내가 아닌 다른 사람이라고 해서 쉽게 생각하는 것인지 모른다. 정작 자신은 치료 후에 재발을 할 것이냐고 물으면! "나는 안 그렇다"라고 답을 한다(초심자). 하지만

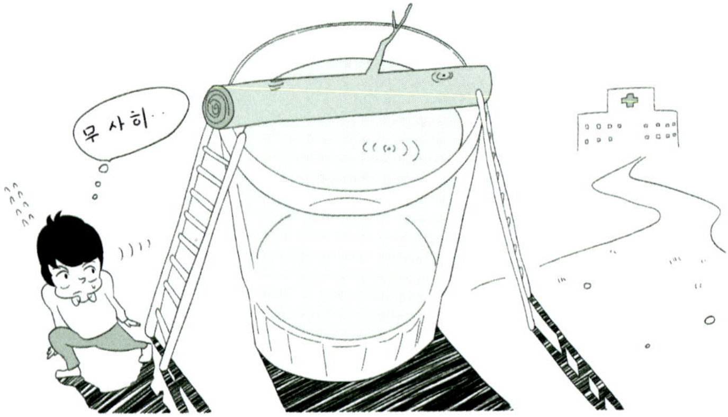

중독자들은 이미 오래전부터 스스로가 재발을 경험을 했다는 것과 이로써 자기통제가 어렵다는 것을 알고 있었다. 그러기에 처음부터 치료를 거부했고 당연한 것으로 여겨 왔고 이를 감정적으로 해석하게 된 것이다. 중독자는 자신이 치료를 받았더라도 치료중단 또는 훈련하는 습관이 부족했기에 재발을 익숙한 방식으로 받아들여 버리든지(만성 재발자) 아니면 사회에서 접하는 환경적인 문제가 있었던 것이다. 그러한 문제를 보안해 가면서 회복하는 것 또한 진행성 회복이라고 할 수 있을 것이다. 그 과정에서 문제점을 발견하고 겸손한 마음을 가진다면 재발을 오히려 단주하는 데 좋은 약으로 사용하지 않을까 생각된다.

일어서지 못한 사람의 좌절로 인하여 하는 부정은 치료에 악영향을 줄 것이고 결코 회복의 단맛은 보지 못한 채 악순환이 반복될 것이며, 그런 자신은 치료의 시간과 돈을 낭비라고 생각하는 것은 아닐까.

16 한 번만 기회를 주라

놓쳐 버린 기회

과거 늘 술의 힘을 빌려 직무와 가정에서 자신의 처세를 잘해 왔던 것에서 사회적 음주에 대한 자신감이 생겼을 것이다. 중독이 진행되면서 보이는 자신의 모습은, 기능의 상실과 경제적인 어려움이 고통으로 전해오면서, 자신의 마음과 무관하게 가장의 위상과 직장에서 역할을 잃어 가면서 성공할 수 있는 기회를 놓쳤을 것이다. 중독의 모습으로 비춰지기 싫어 내과 병원으로 전전하면서 실패를 하면서도 새로운 기회를 잡으려 했으나 술은 쉽게 놓아주지 않았을 뿐 아니라 현 상태를 유지하기에 급급했을 것이다. 중독자들은 누구나 자신이 강한 정신력이 있다고 믿는다. 그로 인해 생기는 실망스러운 치료적 결과는 가족의 원망으로 이어지고, 자존감

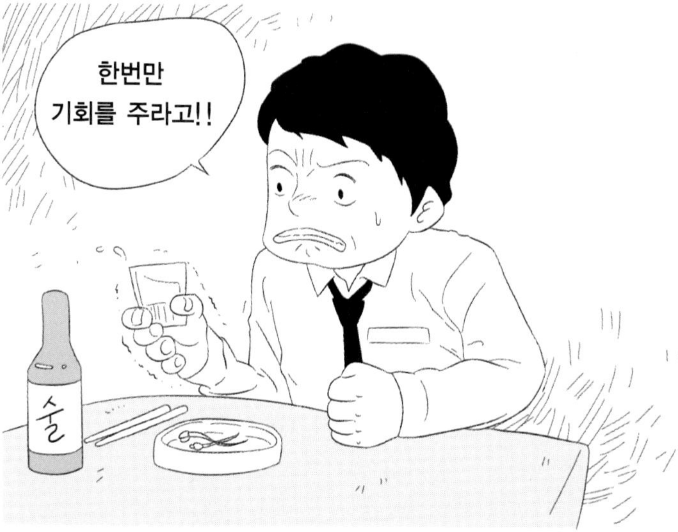

은 상처로 인해 추락하여 치료 공간에서 회복을 하는 것은 선택의 여지가 없었을 것이다. 자신이 변화를 가져가는데 매우 어려운 것이기에 스스로 해보려는 것이다.

중독이 되어 가는 과정 중에 회복의 기회는 무수히 많았지만 어찌 친구 같은 술을 버릴 수 있었으랴! 치료의 기회를 갖지 않고서 혼자서 회복을 해보겠다는 밑도 끝도 없는 소리에 가족은 치료의 기회를 술을 마실 수 있는 기회로 바꾼다. 먼 훗날 이미 기회를 놓친 후에 가족은 고통을 호소하고 중독자는 술에 취하고, 술 앞에 이런 시 같은 하소연을 한다.

해질녘! 석양의 노을이 짙게 물들고
밤을 기다리는 네온사인은 고요함으로 가득 채우고
아직도 채우지 못한 빈 잔이 또 한 잔의 술을 기다리고
말없이 고개를 떨구어 힘없이 외쳐본다.
인생은 나에게 술 한잔 사주지 않았노라고…

기회란 한잔의 술이 아니라는 것을 알코올 의존자는 명심해야 할 것이다.

17 여기서 나가면 술을 끊겠다

술을 끊을 준비를 하고 가겠다

구두를 파는 사람은 다른 사람의 구두를 보게 되고, 옷을 파는 사람은 다른 사람의 옷을 보게 된다. 하지만 정작 자신은 어떤 구두를 또 어떤 옷을 입고 있는지 잘 모른다고 한다.

초기 치료 과정에서 중독자들은 맑은 정신으로 다른 중독자를 보았을 때 다 떨어진 옷과 신발을 신고 있었을 것이다. 또한 자신이 타인들에게 그런 모습으로 비춰졌을 때 오는 수치심과 모욕감은 이루 말할 수 없었을 것이다. 그래서 현실을 도피하는 것이 최우선적이라고 생각을 했을 것이다.

치료를 하지 않고 도중에 나가서 자신이 술을 끊겠다는 말은 곧 반대로 나가서 술을 마셔 보고 안되면 그때서 술을 끊어 보겠다고 하는 것과 똑같은 것이다. 반복된 과거 속에 이러한 수많은 약속과 각서는 침대 밑에 수북하게 쌓여 있을 것이다. 이로 인한 가족의 눈물은 마를 대로 말라 삶의 분노로 채워져 있을 것이다. 누가 과연 이 말을 믿겠는가? 아무도 없다. 자신을 돌아보라. 술 마시고 잃어버린 기억으로 쉽게 던진 말들이 얼마나 많았는지 이미 다 떨어진 술에 젖은 옷과 구두는 벗어버리는 데 오랜 시간이 걸린다는 것을 알아야 할 것이다.

만사가 형통하리라는 자신의 예상이 완전히 빗나갈 때 이중적인 모습으로 시간만 보낼 것이다. 후에 오는 선택의 결과는 자신의 책임으로 남는다는 것을 느낄 것이다. 치료 중에 술을 끊을 준비를 하겠다는 것이 현실에 적합할 것이다.

조절음주 대신 단주를 수용하기

심리극

뿌리집단 치료

심리극

술 문제의 원인과 현재의 결과, 미래 등을 심리극을 통해 생생히 체험함으로써 정서적 각성을 일으키려는 시도

18 난 당신에게 할 말이 있어요

우리는 살면서 하고 싶은 말을 다하고 살지 못합니다. 상대가 나보다 지위가 높거나, 나이가 많거나, 또는 상대방이 마음 상하지 않을까 등등의 원인으로 하고 싶은 말을 꾹 참고 삽니다. 그러나 그것이 맘속에 쌓이면 화병이 생기고 술 먹는 원인이 되기도 합니다. 심리극은 마음속의 응어리를 풀어내는 데 매우 효과적입니다.

여기 빈 의자가 하나 있습니다. 이 의자에 여러분들이 불만을 갖고 있는 한 사람이 앉아 있습니다. 평소에 불만이 있어서 한마디 꼭 하고 싶었는데 할 수가 없었던 사람이 앉아 있습니다. 어떤 분이 앉아 있는지 떠올려 보세요.

자, 이제 그 사람에게 하고 싶은 말을 다 해보세요.

속이 풀릴 때까지 모든 걸 다 얘기해 보세요.

여기 빈 의자가 또 하나 있습니다.

이번에는 이 의자에 고마운 분이 앉아 있습니다. 평소에 고맙다는 말은 못했지만 늘 고맙게 여기는 분이 앉아 있습니다. 그분을 떠올리세요. 그분 표정을 보세요. 어떤 표정으로 날 보고 있나요? 그분이 나에게 뭐라고 하시나요?

이제 그분에게 그동안 못했던 당신의 마음을 전해 주세요.

고맙고, 고맙고, 고맙습니다.

19 2년 후의 내 모습은?

여러분 앞에 빈 의자가 하나 있습니다. 빈 의자를 가만히 쳐다보십시오. 그 빈 의자에 당신이 앉아 있습니다. 당신이 어떤 모습으로 앉아 있나요? 고개 숙이고 불쌍한 모습인가요? 환하게 웃는 모습인가요? 그 모습이 현재의 자기 모습입니다. 앉아 있는 자신에게 한마디 해주세요. 뭐라고 해주실 건가요?

중독군(君)

기운 없이 고개 숙이고 있는 내 모습이 보입니다. 희망도 없고, 불쌍하게 보입니다. 언제부터인가 내 속에 있는 모습입니다. 그 모습이 싫어서 늘 술을 찾은 것 같습니다.

이제 다시 빈 의자가 하나 놓여 있습니다.

이 빈 의자에는 2년 전의 당신이 앉아 있습니다. 어떤 모습인가요? 2년 전의 당신 모습과 지금의 모습을 비교해 보세요. 조금 전 앉았던 현재의 모습보다 훨씬 멋있고 희망찼나요? 아니면 현재의 모습보다 더 형편없나요? 혹 지금의 모습과 2년 전의 모습이 똑같나요?

중독군(君)

2년 전의 모습은 한 손에 술병 들고 분노에 찬 모습이 떠오릅니다. 그때는 나를 힘들게 했던 사람들에 대한 분노에 가득차서 술 속에 살았습니다. 그때나 지금이나 별로 달라진 것이 없습니다. 오히려 더 망가지고 더 핑계대고 더 추락했습니다. 매번 이렇게 살면 안 된다 결심하였지만 2년 동안 달라진 것이 없어요.

이제 다시 빈 의자가 하나 또 있습니다.

이번 의자에는 2년 후의 당신이 앉아 있습니다. 2년 후에 여러분은 어떤 사람으로 앉아 있을까요? 어떤 모습이 떠오르시나요? 2년 전의 모습, 현재의 모습이 2년 후에도 똑같이 앉아 있진 않나요? 2년 후에 어떤 자신이 되고 싶은지 생생하게 그려 보세요.

20 나의 역할은?

인생은 연극입니다. 인생이라는 연극 속에서 우리는 어떤 역할을 하고 있습니다. 당신은 어떤 역할을 하고 있나요?

여기 의자가 세 개 놓여 있습니다. 당신이 살면서 맡고 있는 중요한 세 가지 역할을 생각해 보세요. 아버지, 아들, 남편, 직장인, 학생 등등.

그 역할 중에서 잘하고 있는 역할이 있고 잘하는지 못하는지 애매모호한 역할이 있고, 잘 못하고 있는 역할이 있습니다. 잘하는 역할은 이렇게 의자를 정면을 보게 똑바로 놓아두었습니다. 애매모호한 역할은 이렇게 비스듬하게 옆으로 놓았습니다. 못하고 있는 역할은 의자를 바닥에 쓰러뜨려 놓았습니다.

당신이 하고 있는 중요한 세 가지 역할이 어떠신가요? 어느 의자와 같습니까?

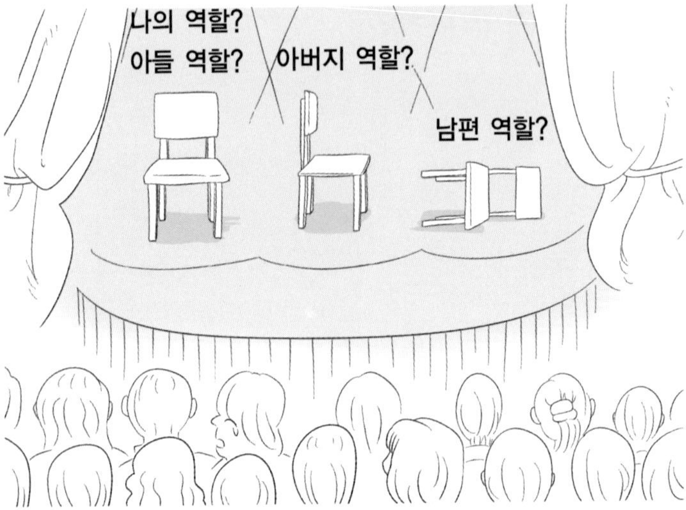

중독군(君)

저는 세 가지 중요한 역할이 있습니다. 아버지, 남편, 아들 역할입니다. 세 역할 모두 저기 쓰러져 있는 의자와 같습니다. 아버지로서 부끄럽고, 남편으로서 무책임하고, 아들로서 못돼 먹었습니다. 그런 지 3년도 넘었습니다. 아버지로서, 남편으로서, 아들로서 떳떳해야지, 당당해야지 하면서도 생각일 뿐 한 번도 제대로 역할을 한 적이 없습니다. 늘 내일로 미루고 술 속에서 위안을 찾았습니다. 그리고 언젠가는 당당한 내 모습을 보여주리라 마음먹었습니다. 그러고 세월만 가 버렸습니다. 그래서 이제부터 새롭게 시작하렵니다. 언젠가 저 의자를 당당하게 세울 날이 올 것입니다.

21 조절음주와 절대단주

여기 의자 두 개가 놓여 있습니다.

한 의자에는 '조절음주' 라고 써 있고, 다른 의자에는 '절대단주' 라고 써 있습니다.

당신은 어느 의자에 앉으시렵니까?

생각은 〈절대단주 의자〉에 앉아야지 하면서 아직 〈절대단주 의자〉에 앉기가 망설여지진 않는지요?

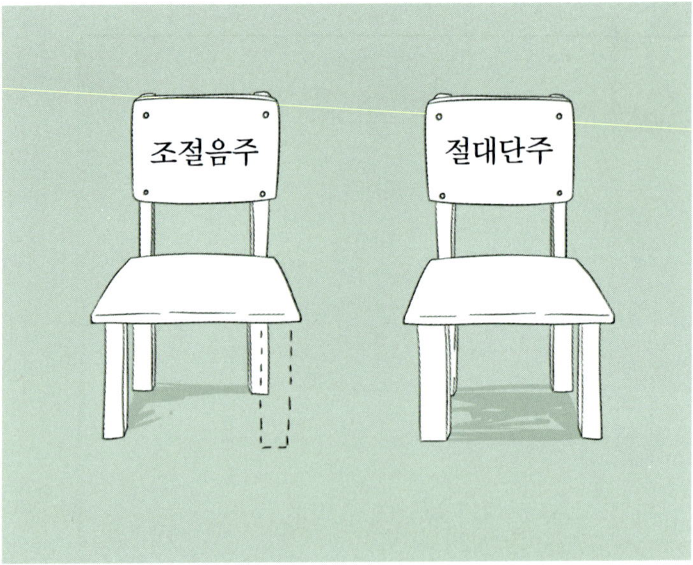

조절군(君)

저는 〈조절음주 의자〉에 앉는 것이 마음이 편할 것 같습니다. 조절음주가 가능할 것도 같습니다. 술이 내 몸에, 내 인생에, 그리고 가족들에게도 안 좋다는 것을 깨달았습니다. 그러니 이제 적당히 마시기만 하면 될 것 같습니다. 적당히 마시면 내 몸도 괜찮고, 가족도 괜찮고 술과도 함께 하고… 그러면 나는 잃어버릴 것이 없습니다. 그리고 단주는 불가능할 것 같습니다. 그래서 나는 〈조절음주 의자〉에 앉겠습니다.

단주군(君)

저는 조절음주 의자에 앉았다가 수없이 넘어졌습니다. 이제 또 조절음주 의자에 앉았다가 또 넘어지면 다시는 일어서지 못할 것 같습니다. 그래서 저는 절대단주 의자에 앉으렵니다. 하지만 자신은 없습니다. 두렵기도 합니다. 제 마음이 어떻게 변할지 모르니까 차라리 저를 절대단주 의자에서 일어나지 못하도록 꽁꽁 묶어 주었으면 좋겠어요. 내가 가장 사랑했던 술을 포기하겠습니다. 내 인생과 내 가족을 위해 나의 생명 같은 친구인 술을 버리겠습니다. 피눈물을 흘리면서 버리겠습니다.

여러분은 어느 의자에 앉으시렵니까?

몇 번을 넘어져야 깨달을까요? 조절음주 의자는 사실 의자 다리가 세 개밖에 없다는 것을요.

22 마술가게

저희 가게에 오신 것을 환영합니다.

저희 가게는 좀 특별한 가게입니다. 뭐가 특별하냐? 저희 가게 이름이 '마술가게' 입니다. 왜 마술가게냐? 자 보시다시피 저희 가게에는 물건이 없습니다. 물건이 안 보이지요? 저희 가게는 물건을 파는 가게가 아닙니다. 저희 가게는 마음이나 성격, 습관 등 눈에 보이지 않는 심리적인 특징이나 성향들을 팝니다. 우리 가게에 있는 상품을 소개하겠습니다. 자, 눈에는 안 보이시겠지만 이쪽에 있는 것이 여러분들이 가장 많이 찾으시는 '정직' 이 있구요, 그리고 여기에는 그 다음으로 많이 팔리는 '겸손' 이 있습니다. 저희 가게에서 여러분들이 단주하는 데 꼭 필요한 것들을 사가실 수 있습니다. 그럼 공짜로 주냐? 아닙니다. 그럼, 돈 주고 사냐? 그것도

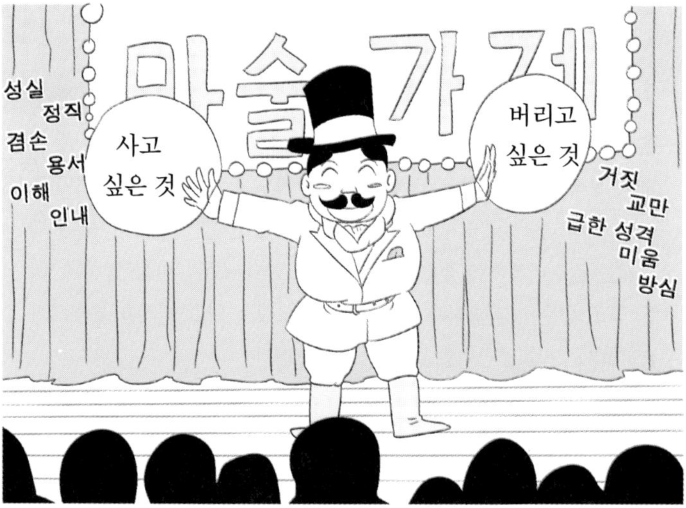

아닙니다. 저희 가게는 돈도 취급하지 않습니다. 여러분들이 주실 것은 단주하는 데 꼭 버려야 할 여러분들의 성향을 저희에게 대신 주시면 됩니다. 여러분들이 단주하는 데 꼭 버려야 할 것이 무엇입니까? 교만입니까? 거짓말입니까? 욱하는 성질입니까? 그것들을 저희에게 주시고 단주에 꼭 필요하다고 생각되는 것을 사가시면 됩니다.

단주군(君)

저는 '단조로운 생활'을 사고 싶습니다. 그동안 너무 뽐내려고 하고 뭔가 한탕을 노리고 시시한 것을 우습게 봤습니다. 하지만 단주를 위해서 규칙적인 생활이 중요하다는 것을 깨닫고 사소한 것에도 의미를 찾고 계획적인 생활이 필요할 것 같습니다. A.A도 꾸준히 나오고 제 생활을 검소하게 해야겠습니다. 대신 제가 줄 것은 '방심'입니다. 어느 정도 단주하면 방심해서 이 정도면 되겠지 하고 경계를 늦추다가 늘 실패했습니다. '방심'을 버리고 싶습니다.

뿌리집단 치료

중독에 이르게 된 심리사회환경적 원인이 있다는 근거하에 삶의 어떤 경험들이나 성격적 특성들이 중독의 원인이었는지 탐색한다. 이를 통해 회복의 근본적인 과제들에 관심을 갖고 해결해 가는 계기를 도모하는 집단치료다.

23 나에게 술은 무엇이었나 정의하라

술 중독을 의학적으로 알코올 의존증이라 하는 이유는 술을 의지해 세상을 살아가는 병이기 때문이다. 담배 끊기는 쉬워도 술은 끊기 어려운 이유가 무엇인가? 술은 성격의 일부를 대행하기 때문이다. 하지만 담배는 성격을 대행하지는 않는다. 수줍은 사람은 술에 취해 노래를 부르고, 얌전한 사람은 술에 취해 엄포를 놓는다. 내려놓지 못하는 사람은 술에 취해 잠을 이루고, 불안한 사람은 술에 취해 결정을 내린다. 외로운 사람은 술을 친구로 삼고, 슬픈 사람은 술에 취해 행복하다고 잠시 착각한다. 무력한 사람은 술에 취해 세상이 별거 아니라고 테이블 위로 뛰어오른다.

당신에게 술은 어떤 의미였는가? 술은 어떤 약이었는가? 무엇이 위로받고 채워졌는가? 아무것도 없었다고 하지 말

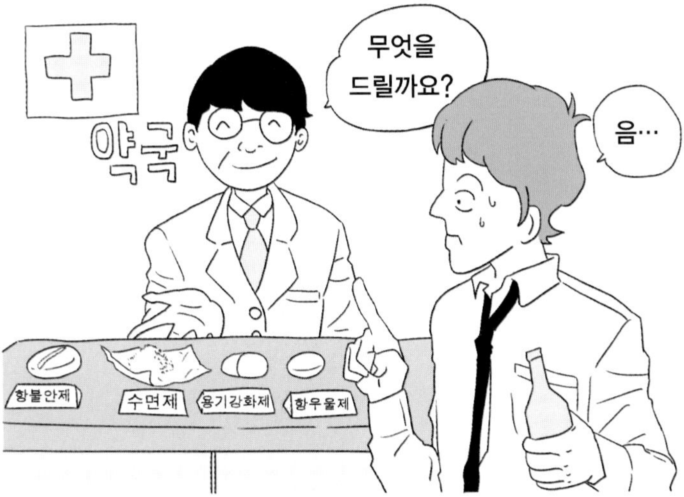

자. 분명 술은 당신에게 어떤 의미 있는 일을 수행하고 있었고, 언젠가부터 이를 위해 만성적으로 술에 취하려 들었다. 그 의미를 정의 내려라.

술이 나에게 어떤 의미였는지를 알아내면 내가 채워야 할 성격의 빈자리를 그려낼 수 있다. 술을 의지로만 끊을 수는 없다. 성격의 빈자리가 채워져야 진정으로 술이 필요 없어지지 않겠는가?

24 문제음주가 시작된 인생의 역사를 찾으라!

내가 중독에 빠진 시점을 찾아내는 일은 중요하다. 당신에게는 언제였는가? 공통적인 시작점은 "술을 통해 위안을 찾을 수 있었다"고 생각하는 시점부터다.

집단치료에서 만난 많은 의존자들은 힘든 고통을 술로 잠시 잊을 수 있었다고 회고한다. 이때 술에 대한 신화가 탄생한다. —술은 고통을 잊게 해준다.—

고통과 중독과의 단단한 연결고리가 뇌에서 각인되는 순간이다. 이 신화는 평생에 걸쳐 의존자의 재발을 반복하게 만든다.

술을 통해 해소되고 위안을 받는 특별한 감정들이 있다. 두려움, 수치심, 패배감 등이다. 예를 들어, 자신이 그 큰일

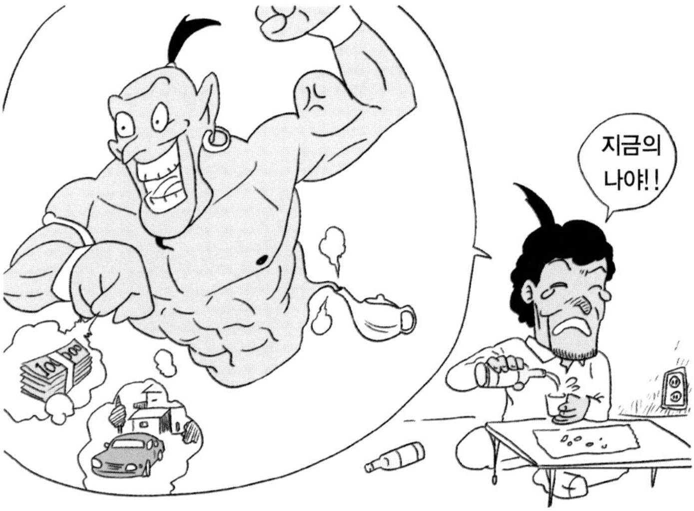

을 해내는데 자신이 없다고 느낀다. 하지만 술을 마시면 그 일은 사소해지고 나는 커다란 존재로 바뀐다. 단지 술에 취했을 뿐인데 내 자아가 거인처럼 팽창하게 된다. 술을 통해 힘을 찾는 경험은 평생 지워지지 않는다. 자신의 가치나 꿈을 잃은 뒤, 새로운 도전에 직면되었으나 두려움에 빠진 뒤, 자신이 가족과 동료들에게 하찮게 취급당한 후 술은 이 수치스런 감정을 해소하고 자신을 거인처럼 팽창시키는 과정에 허겁지겁 쓰이게 된다.

많은 의존자들의 역사에는 좌절이나 상실이 있고, 고통스러운 도전과 재기의 기회가 술로 대치되는 시점이 있다. 상처를 술로 달래는 순간, 의존과의 관계가 성립이 된다. 찾아보자.

당신의 문제음주는 언제부터 시작되었는가?

25 어린 시절의 그림자를 이겨내기

술 문제를 가진 사람들의 어린 시절은 비교적 평탄치가 않다. 그 시절의 후유증은 성장기에 술과 조우하게 만들고 운명처럼 술과 엮여 살아가게 한다.

가족을 버리고 작은 집을 차려 나간 아버지를 원망하며 성장기를 분노감으로 살아온 사람이 그 화를 누그러뜨리기 위해 술을 마시기 시작하였다.

항상 술 취한 아버지의 주사로 어머니가 폭행당하는 모습을 보고 살면서 도저히 아버지를 이해하지 못하겠다고 증오감을 가지고 살았던 소년이 술에 취해 폭력을 일삼는 어른이 되었다. 아버지의 모습으로 닮아 갔다.

집안의 기둥이었던 아버지가 돌아가신 후 믿고 따를 사람이 없어지자 친구들과 패거리를 만들어 술을 마시고 힘을 과시하는 강박으로 살아가게 된 사람도 많다.

집안에 있으나 마나 한 아버지를 대신해 어머니가 항상 감싸고 돈 아들은 어른이 되자 혼자 어떻게 살아야 할지 투지도 없고 불안하기 그지없었다. 술을 접한 이후 차츰 모든 책임을 벗어던지고 술에 취해 세상 바닥에 누워 지내게 되었다.

어린 시절의 기억은 원래 힘들고 외로운 쪽으로 편집되기도 쉽다. 어린 시절에 버림 받은 느낌을 안고 살았거나, 학대를 당한 기억으로 아프거나, 항상 비교되어 무시당하며 컸던 기억들은 사실이 아닐지언정 그렇게 편집되어 인식의 틀을 고정시킨다. 어른이 되었는데도 아직도 버림받을까 불안하고, 세상에 믿을 놈 하나 없다고 믿지 못하거나 열등한 느낌에 사로잡히기 십상이다. 이런 감정들이 술맛에 녹아드는 원초적 재료라 할 것이다. 그래서 회복이 견고해지기 위해서는 어린 시절의 감정을 정리해 보는 게 중요하다. 어린 시절의 그림자를 극복하자.

26 삶이 신나면 중독은 멀어진다

우울증과 알코올, 약물 의존증은 사촌 간의 형제 정도 된다. 너무도 소중한 무언가를 잃어버린 상실감에서 우울증이 생기고, 이제 더 이상 어쩔 수가 없다는 무력감에서 의존증이 생긴다. 그래서 우울증과 의존증은 둘 중 하나가 먼저 생기기도 하고, 둘 다 함께 공존하기도 한다.

고통스럽고, 현실에서 행복하지 못하면 취하고 싶고, 취한 세상에서 행복을 찾고, 현실에서 무력하면, 취한 세상에서 힘을 찾는다. 우울증이 급격히 죽음을 지향한다면, 알코올 의존증은 서서히 죽음을 향해 간다. 단지 당사자는 그 의미를 모를 뿐이다.

의존증은 비현실에서 자리 잡는다. 현실에서 소외될수록 비현실의 세상 속에서 황제가 된다. 단주를 하겠다고 마음먹은 사람은 비현실이 차려 주는 황홀한 밥상을 걷어찰 수 있어야 한다. 하지만 현실이 고달프고 외로운 사람들이 차츰 술 취한 세상을 동경하게 되니 중독으로부터의 회복은 현실에서 조금씩이라도 행복해져야 한다.

오랫동안 실직해 있던 사람이 돈을 벌어야 하는 이유, 혼자된 사람이 단주하기 어려운 이유, 중독에서 벗어나려는 사람이 일에 빠지는 이유가 다 이런 의미와 무관하지 않다. 현실이 재미있어야 중독에서 멀어진다. 삶이 신나면 중독이 멀어진다. 잔잔한 행복을 찾을수록 중독은 멀어진다. 그리고 삶의 의미를 찾아야 중독이 멀어진다.

27 술 문제 이외의 다른 문제를 점검하라

하나의 나무뿌리에서 줄기가 여러 개가 나오고 그 줄기 중에 하나의 과일이 술중독이라는 병이라고 할 때 같은 뿌리에서 비롯된 다른 과일들도 있으리라. 종적으로 자신의 뿌리를 보는 것도 중요하지만 횡적으로 다른 과일을 탐색함으로써 술 문제와의 연관성을 볼 수 도 있고 같은 뿌리의 속성을 더 잘 알 수 도 있을 것이다.

한 청년은 어머니와 떨어지질 못한다. 서로 떼어 내지도 떨어져 나가지도 않는 공생관계다. 극진한 효심 속에 더 이상 크지 않는 어린아이가 자리 잡아 있고, 그 어머니는 조개껍데기처럼 아들의 등에 업혀 있다. 청년의 술 문제는 세상에 두 발로 똑바로 홀로 설 때까지는, 독립심이 커질 때까지는 쉽지 않으리라 추측해 본다.

한 환자는 부모가 맞벌이라 항상 외로웠단다. 항상 외로움을 안고 살아가다가 언젠가 술 취해 재롱을 피우니 사람들이 자기 주변에 둘러앉아 재미있어 했고, 덕택에 외로움이 옅어졌다. 외로움을 털기 위해 사람을 끌어모으기 위해 마신 술은 언젠가부터 중독 수준이 되었고, 이번에 입원할 때는 그 술 문제 때문에 아내가 영영 헤어지자고 졸라대게 되었다.

누구는 남들 앞에서 자주 창피함을 느낀다. 실수할 것만 같고 자신감이 없다. 자신의 어떤 행동에 대해서가 아니라 자신의 존재 자체가 수치심을 주는 느낌에 빠져 있다. 그러다가 술에 취했고, 이유 모르게 수치스러워 하는 자신을 편하게 내려놓을 수 있었다. 술자리에서 말수가 많이 늘었다. 자신에게 큰 결함이 있다는 무의식이 자리 잡아 있을 것이다.

술은 성격상의 약점을 보강한다. 과도한 불안을 감소시킨다. 한때 우울을 없애준다. 불편한 수치심이나 뭔가 부적절한 느낌을 상쇄시킨다. 무엇이 먼저 생겨났는지 탐색해 보자. 술 문제를 해결할 실마리를 잡을 것만 같다.

술 없이 살기 위해

필요한 것들 챙기기 훈련

온전한 생활

12단계 치료

자기표현 훈련

인지행동 치료

긍정해석 훈련

에니어그램을 이용한 성격 통찰 훈련

치유명상

온전한 생활

A.A.에서 나온 책 "온전한 생활"을 바탕으로 회복에 필요한 체험적인 단주 방법들을 함께 공부하는 프로그램

28 첫잔! 그 위험한 유혹: 첫잔을 피하자

알코올 의존자에게 첫잔은 어떤 의미인가?

교육시간에 이 질문을 하면 다음과 같이 말한다. '첫잔은 알아도 마지막 잔은 모른다.', '첫잔은 늘 다음 잔을 부른다.', '첫잔은 내 인생의 모든 것을 앗아가 버린다.', '첫잔은 나의 선택에 달려 있다.', '첫잔은 회복으로부터 멀어지게 만든다.', '첫잔은 나와 가족의 피눈물이다.' 등등으로 표현한다. 위 몇 개의 문장만 보더라도 정말 첫잔이 얼마나 위험스러운 것인지 알 수 있을 것이다.

첫잔을 마신 후, 또 한잔만, 또 한잔만… 하다가 결국에는 만취상태가 되어 몸과 마음을 제대로 가누지 못하게 되고, 예전의 중독의 상태로 몰아가게 된다. 한 잔만 마시겠다는 그 생각 안에는 '이미 난 회복을 포기했고, 마시고 싶다' 는

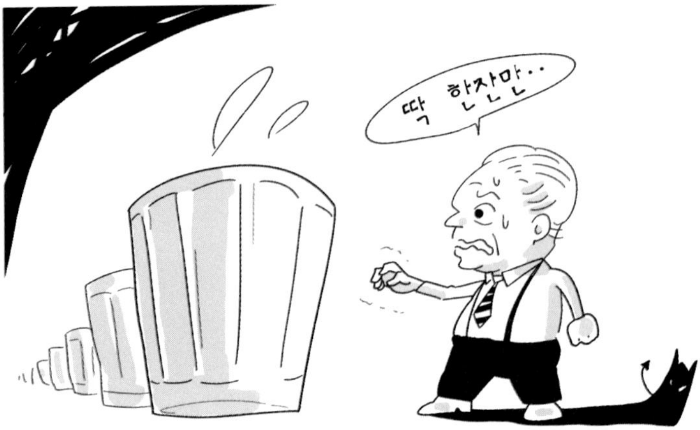

갈망에 눈이 멀어서 '나는 조절할 수 있을 거야' 라는 망상이 있다는 것이다. 나의 갈망과 교만함으로 인해, 한 잔을 마시게 되고, 결국에는 다시 중독상태로 만들어 버리게 된다.

한잔만 하겠다는 나의 망상은 다리가 불편한 사람이 16차선 고속도로를 무단횡단하겠다는 것과 같다. 제대로 걷지도 못하는 아이가 차들이 120km 이상 달리는 고속도로에서 무단횡단하겠다는 생각은 얼마나 위험스러운 일인가?

"딱 한잔만" 이라는 이 말이 술을 더 마시게 만드는 위험한 덫이라는 것을 잊지 말자.

29 단주멀미를 뛰어넘어 단주습관으로

관성의 법칙을 아는가?

물리학에서 관성은 모든 물체는 현재 운동 상태를 계속 유지하려는 운동법칙, 즉 움직이는 물체는 계속 움직이려 하고, 정지해 있는 물체는 계속 정지해 있으려 한다는 운동의 법칙으로 운동 상태가 변화하게 되면, 물체는 저항하게 된다.

인간의 습관과 의식에도 관성의 법칙이 존재한다. 의존자가 단주를 결심하고 실행에 옮겼을 때도, 장기간 음주하던 습관과 맞지 않고, 단주에 대해 멀미(불편함)가 심하여, 오래된 음주습관에 못 이겨 결국에는 예전의 습관대로 음주하게 된다.

회복자들은 이렇게 단주 초반에 느끼는 멀미현상(심리적

저항 및 신체적인 불편감)에 대해서도 알고 있어야 한다. 단주 초반에 전과 다른 생활방식에 대한 저항감, 심리적인 불편감, 단주에 대한 양가감정, 괴리감을 경험하게 된다.

장기간 동안 몸에 익숙해진 음주습관을 멈추는 데는 매우 강력한 변화의지, 인내력, 장기간의 노력, 변화하고자 하는 정확한 목표가 필요하다. 단주생활을 꿋꿋하게 잘 견디어 낸 후, 내면의 변화까지도 경험하게 되면, 단주습관은 지속됨은 물론이고, 생활적인 스트레스에도 현명하게 대처할 수 있는

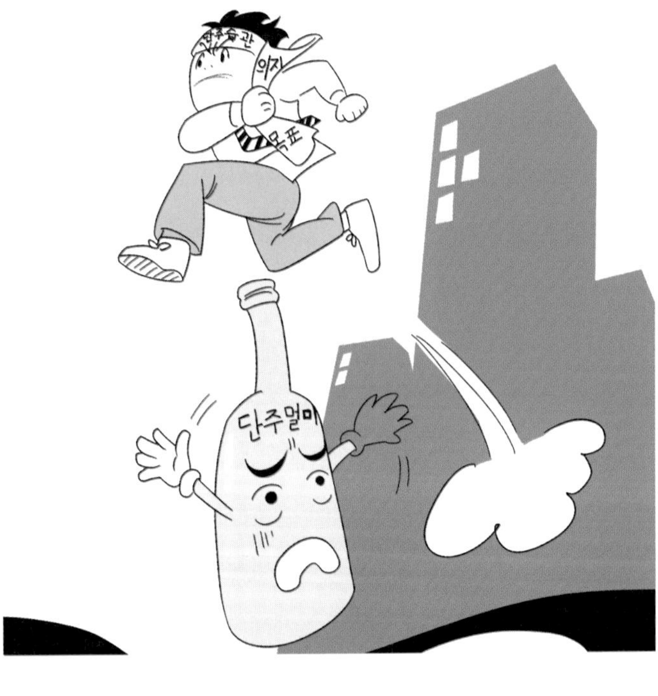

강한 영적인 힘을 얻을 수 있을 것이다.

재발이 잦은 것도 잘못된 습관이다. 오래된 습관의 그림자가 자신을 더욱 휘감아 버리지 않도록 그림자(재발요인)가 있는지를 매일 자기점검하면서 확인하고, 음주습관의 그림자가 커지지 않도록, 최대한 밝은 빛(단주습관)에 가까이 가고, 항상 빛을 찾아가도록 계속 노력해야 한다.

또한, 습관의 변화는 '지금-여기'에서 바로 시작해야 한다. 자꾸만 미루는 것은 아직도 내가 변화하고자 하는 의지와 동기가 약하다는 증거이다.

단주습관! 지금 바로 시작하자.

30 자신에게 충실하라

자신이 삶의 주인인가? 아니면 술이 자신의 주인인가?

알코올 의존자에게는 몇십 년 동안, 이미 술이 주인이 되어 버린 것 같다.

회복과정에서도 자주 재발하게 되는 이유는 무엇일까? 이는 이미 자신의 삶에서 술이 주인이 되었고, 자신을 건강하게 이끌어 주는 정신이 녹슬어 버린 것이다.

자신이 힘들 때 술에 의지하고, 중독에 빠져 있으면서도 자신의 현재 모습을 잘 못보고, 오로지, 삶의 중요한 목표를 잊어버린 채, 술과 주변의 상황에만 집착하게 되어 버린 것이다.

공자는 "다름 아닌 자신에게 전력을 다하고 충실하라. 자기를 내버려 두고 남의 일에 정신이 팔려 있는 사람은 자신의 갈 길을 잃어버린 사람이다"라고 하였다. 또한, 그리스의 스토아학파 철학자 에픽테토스는 "욕구에 집착하지 않으면서 의무에 충실하라"고 가르쳤다. 그의 저서 《삶의 기술》에서 '자기 자신의 주인이 되지 못하는 사람은 진정으로 자유로울 수 없다'라고 하였다.

고장 난 로봇처럼 술에 의존하여 가야 할 길을 찾지 못하고, 스스로 구렁텅이로 빠지게 할 것인가? 자신이 가고 싶은 삶의 목표를 확실히 하여서, 인생을 갉아먹는 술에 대한 욕망에서 벗어나서 본연의 건강한 자기로 되돌아가도록 충실히 노력해 보자.

알코올 의존자가 충실해야 할 의무는 무엇인가? 그것은 바로 술에서 벗어나서 회복으로 가는 방법에 충실히 삶을 살아가는 것이다. 설사, 중간에 내가 가야 할 길을 잃고 헤매더라도 다시 자신의 삶의 방향에 충실히 복귀한다면, 비로소 스스로 나의 주인이 되는 것이다.

31 날마다 새롭게 하는 4C

입구가 좁은 병 속에 팔을 집어넣고 무화과와 호두를 잔뜩 움켜쥔 아이에게 어떤 일이 일어나겠는지 생각해 보라. 그 아이는 팔을 다시 빼지 못해서 울게 될 것이다. 이때 사람들은 "과일을 버려라. 그러면 다시 손을 빼게 될 거야."라고 말한다. 알코올 의존자의 술에 대한 욕망과 선택도 이와 같다. 그 욕망을 버리고 다른 곳에 가겠다는 선택을 하게 되면, 건강하게 살아갈 수 있을 텐데…. 술에 대한 욕망을 선택하여 결국 죽음으로 가게 되는 경우를 종종 보게 된다.

사르트르는 "인생은 B(birth)로 시작해서 D(death)로 끝난다"라고 했다. 이렇게 끝난다면 이 얼마나 허무한 인생인가? 우리에게 다행스러운 것은 신은 B와 D 사이에 C(choice)를 주셨다는 것이다.

이렇게 B에서 D로 가는 인생은 먼저 선택(choice)이라는 C를 통해 행복한 삶의 기회(chance)를 갖게 된다. 이 선택을 잘한 사람에게 그 다음으로는 변화(change)라는 C를 통해 기회(chance)를 얻게 된다.

알코올중독 치료를 선택(choice)하여 자신을 변화(change)시킬 기회(chance)를 찾게 되면, 진정으로 자신을 행복하게 만드는 좋은 변화가 오게 된다.

이렇듯 인생은 B에서 D로 갈 수도 있지만, 선택(choice)의 C는 변화(change)의 C를 요구하면서 마지막 한 단계 더 나아가게 되고, 변화(change)와 도전(challenge)이라는 C를 통해 기회(chance)가 찾아온다.

회복의 길로 가는 매일매일 자신을 새롭게 하기 위한 도전(challenge)을 해보자. 그렇게 했을 때 비로소 자신의 꿈(dream)을 이루어 낼 수가 있다.

알코올 의존은 치료하지 않으면, 결국 죽음으로 가게 된다.

알코올의존자의 인생이 B에서 D로 끝난다고 하지만, 그 D도 죽음(death)이냐 아니면 꿈(dream)이냐 하는 것은 그 사람이 어떻게 도전(challenge)하느냐에 달려 있다.

이제 용기를 내어서 회복의 꿈(Dream)을 향해서 변화(change)하려고 노력해 보자.

32 감사(感謝)하고 또 감사(監査)하자

알코올 의존자들은 오랜 중독생활로 인해 많은 것들을 잃어버렸다.

술로 인해 몸이 망가지고, 가족들은 외면하고 불신하며, 직장을 잃고 친구들은 멀어지며, 처음 본 사람들도 자신을 멀리하는 것으로 느낀다. 그래서 그 괴로움을 잊어버린다는 핑계를 대며 계속해서 술을 마신다.

잃어버린 것만을 생각하면서 더욱 고통스러워만 하고, 똑같은 자리에서 계속 중독생활은 이어지고 있다.

이렇게 지속되는 중독생활! 잃어버린 것만을 생각하면 계속 비참해지고 건강하게 회복되지도 못하게 된다.

그래서 건강한 회복생활을 시작하면서 가장 먼저 해야 할 생각은, 내가 지금 가지고 있는 것이 무엇인지를 찾아봐야 한다. 그러면서 동시에 자신과 주변의 모든 것에 감사하는 것이다. "그래도 난 뭔가를 다시 시작할 수 있어", "나는 그래도 자격증이 있어", "나는 건강해", "가족들이 나를 생각하고 있어", "그나마 건강한 사지와 몸뚱이가 있어 얼마나 다행인가?" 등등.

이때 비로소, 내가 가지고 있는 것을 더욱 소중히 여기게 되고, 소중한 것을 지켜 나가기 위해 더욱 열심히 단주생활을 하게 된다. 감사하는 마음으로 주변을 보았을 때, 소중한 자신의 삶을 지켜 가고 싶은 강한 열정이 생긴다. 감사하는 마음으로 자신의 삶을 바라볼 때, 더욱 자신감이 생긴다. 그러면, 어떠한 스트레스가 오더라도 긍정적으로 대처할 수 있게 된다. 그렇게 되면, 내 삶을 더욱 건강하게 보호하기 위해, 더욱 열심히 단주생활에 힘쓰게 된다.

더불어, 단주생활하면서 감사하는 마음을 가지면서 자신의 삶을 하나하나 점검해 나가도록 하자.

사소한 일에도 감사하는 마음을 갖는다면, 자신의 생활을 세심하게 관찰하고 점검할 수 있는 힘이 생길 것이다.

존 헨리는 '감사(感謝)는 자부심과 자신감을 높이고, 변화나 위기에 대한 대처 능력을 증진시킨다. 감사는 최고의 항암제요 해독제요 방부제다' 라고 했다.

감사하는 마음은 내가 단주를 하게끔 하고, 그 마음을 변하지 않게 해주는 방부제라는 것을 명심하자.

주변의 모든 것을 감사(感謝)하고, 또 감사(監査)해야 행복한 단주생활을 유지할 수 있게 한다.

33 모두를 살게 하는 단주

《성공하는 사람의 7가지 습관》 내용 중, 인간관계에 필요한 6가지 패러다임이 있다. 승/승, 승/패, 패/승, 패/패, 승, 무거래 등이다. 이 중에서 win-win의 패러다임은 단주만을 위해서가 아니라, 대인관계를 회복하고 건강하게 살아가기 위한 필수조건이다.

알코올 의존자가 누구를 위한 단주를 해야 하는지를 깨닫지 못하고, 가족을 비난만 한다면, 단주도 안 될 뿐만 아니라, 행복한 인생을 맛보지도 못하게 될 것이다. 회복초기에 가장 먼저 깨달아야할 것은, "나의 치료는 가족을 위해서이기도 하지만, 내 삶의 행복을 위해서"라는 승/승의 생각을 가지고 단주생활에 임해야 한다.

또한, 회복과정에서 가족과의 갈등, 음주충동, 분노폭발,

스트레스 상황 등 어떠한 상황을 접하더라도, 제3의 대안이 있다고 믿는 태도가 필요하다.

승/승의 사고가 없다면, 내가 가족과 갈등이 있는 이유는 나 때문이 아니라, 그들 때문이고, 음주충동과 스트레스 상황에서 나는 어쩔 수 없이 술을 마실 수밖에 없었다는 생각만 할 뿐이다. 이 상황에서 승승의 사고를 가지고 노력한다면 내가 술을 참고 현실의 문제를 융통성 있게 해결할 수 있는 방법을 적극적으로 찾을 것이고, 나를 위한 단주, 가족을 위한 단주라는 사실을 깨닫고, 재발되는 확률은 줄어들 것이다.

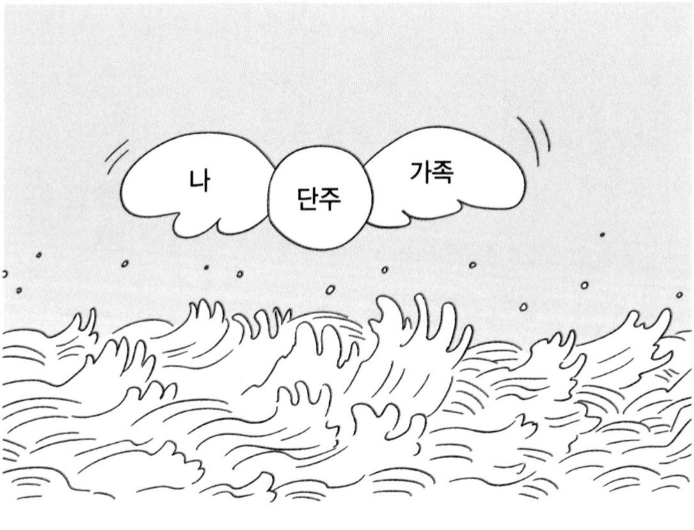

더불어, 나도 살고 남도 살게 하기 위해서는 단주에 대해 언행이 일치해야 하고, 주변 사람들과 신뢰가 있어야 하고, 주변 사람에게 용기 있게 배려하는 성숙한 모습이 절대적으로 필요하다.

34 나를 태워 버리는 분노

분노와 원한을 경계하자

"너무나 화가 나서 어쩔 수 없었어요. 욱하면서 주먹이 쥐어지고 성질이 나서 도저히 참을 수가 없었어요. 그 길로 편의점에 가서 소주 한 병을 원 샷 해버렸죠" 얼마 전 개방병동에서 주말외박을 다녀온 이모씨(43세)가 자신이 술을 마실 수밖에 없었던 상황에 대해서 설명을 해주었다.

화(火)는 '몹시 못마땅하거나 언짢아서 나는 성' 이라 정의 내릴 수 있다. 불이라는 의미의 화(火)는 화를 내면 불처럼 뜨겁게 타버린다는 의미를 내포하고 있는데 화는 감정을 느끼는 것 자체부터 우리 몸의 간 기능과 다른 신체장기를 상하게 한다. 다시 말하면 화는 내도 문제요, 참아도 문제이다. 특히 우리는 화가 날 때 술을 마시면서 분을 삭이거나 술이 주는 쾌감으로 불쾌감을 상쇄하려는 습성이 있다. 그러나 술은 자칫하면 불에 기름을 끼얹는 것처럼 만들어, 술기운에 의지해 평소엔 생각지도 못했던 욕설과 폭력 등 거칠고 난폭한 행동을 서슴지 않게 행하게 하기도 한다. 그렇다면 자신과 타인을 해치는 화와 분노를 잘 다스리고 감정을 조절해야만 순탄한 회복의 길을 갈 수 있으며, 자신의 내면 또한 성장하고 성숙하게 된다.

그대들이여! 살고 싶거든 화내는 일에서 해방되라! 불 같이 활활 타오르는 화가 날 때엔 다음과 같은 방법을 사용하여 화로 인해 술 마실 가능성을 해결해 보자.

① STOP!! 멈추어라.

(화가 나는 순간을 피하는 것은 회피가 아니다.)

② 심호흡을 10번 하면서 잠시 쉬어라.

(새로운 시각에서 객관적으로 생각하는 시간을 갖자.)

③ 평온함을 청하는 기도를 생각하라.

(명상이나 이완요법도 좋다!)

④ 절대 단주를 명심하라.

(어떠한 상황에서도 한 모금의 술도 허락해선 안 된다.)

⑤ 달콤한 사탕이나 초콜릿을 가지고 다니면서 먹어라. 한결 마음이 나아질 것이다.

⑥ 조력자에게 전화하여 상황에 대한 감정을 나눈다.

35 나만의 SOS 구조요청

전화요법과 후원자의 이용

"선생님 저 너무 힘들어요. 술 생각이 나서 미쳐 버릴 것 같아요. 부인도 내 눈앞에서 죽고, 형님도 죽게 되니 이걸 어떻게 해야 하나요. 어떻게 해야 할지 모르겠어요, 도와주세요, 선생님" 얼마 전 퇴원하여 1년 6개월 이상 단주 유지 중인 김모씨(53세)의 다급한 전화를 받게 되었다. 형님의 장례를 치르며 이제 세상엔 나 혼자뿐이라는 외로움과 슬픔 앞에서 음주 충동이 심하다며 도와달라는 내용이었다. 다행히 그는 한동안의 통화 후 마음이 한결 나아졌다며 재발의 위기를 넘기게 되었다.

김모씨처럼 우리는 단주생활을 잘 유지해 가다가도 한순간 감정의 파도를 타면서 위기의 순간이 찾아오게 된다. 사

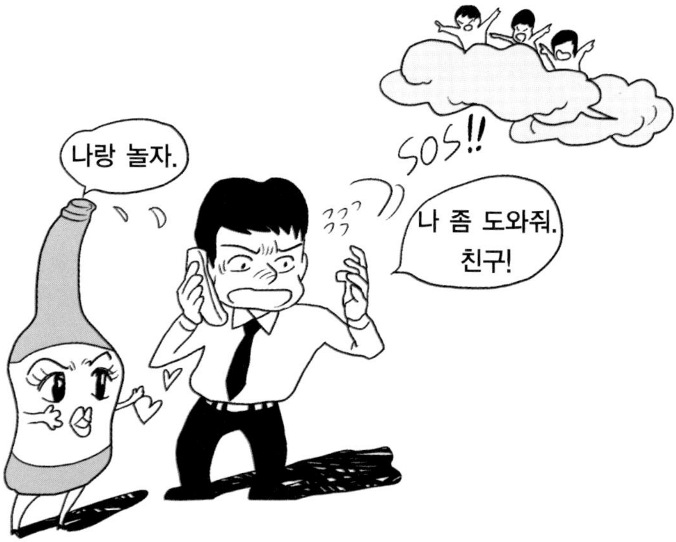

람들은 감정이 불안정해질 때 시야가 좁아져 평소처럼 최상의 조건으로 위기에 대처할 능력이 떨어지기 때문에 혼자서는 아무리 발버둥을 쳐도 헤어 나올 수 없는 경우가 있다. 그러므로 우리는 협심자와 후원자에게 도움을 요청해야만 한다. 위기상황에 언제든지 SOS 구조요청을 할 수 있는 단주 조력자 말이다.

단주를 시작할 때부터 우리는 단주에 도움이 될 만한 조력자들을 구하고 전화번호를 확보하는 것이 좋다. 도움요청에 익숙해지려면 음주충동이 심해 일촉즉발의 순간 외에도 평소 자주 전화를 해야 한다. 단, 걱정이나 푸념보다는 단주와 관련된 생활에 대해 조력자들과 이야기를 나누는 것이 중요하다. 그리고 핸드폰 문자를 활용하는 것도 큰 도움이 된다. 때로는 조력자와 함께 서로의 안부를 묻거나 단주의 힘을 실어 주는 내용의 문자로 하루를 시작하는 멤버들도 있다.

우리가 꼭 기억해야 할 것은 술을 마셔 버린 후(재발 후) 같이 술을 마시자고 전화를 하거나 술값을 대신 계산해 달라 부탁하여 조력자를 술판으로 끌어들이는 어리석은 행동은 삼가야 한다는 것이다.

조력자에게는 냉정한 평가를 기대하며 충분한 믿음과 신뢰를 가지고 있어야 한다. 내 자신의 상태에 대해 충분히 알리고 언제든지 위험한 생활 속에서 SOS를 외치면 달려올 수 있는 단주 동반자를 만들고 활용하자.

36 변화를 하려면 뭔가를 해라

활동적이 되자

누군가가 우리에게 아무 일도 하지 말고 아무 생각도 하지 말고, 가만히 지내라고 한다면 과연 어떻게 될까? 아마 10분도 버티지 못하고 포기하고 말 것이다. 우리는 할 일을 통해서 몸과 마음을 움직이고 사회적 관계를 유지하며 다양한 계획과 목표를 설정해 나간다. 일은 우리가 만족하면서 살아가는 데 가장 중요한 요소 중의 하나이다. 하지만 오랫동안 하는 일 없이 무료하게 지내다가는 지루함, 따분함, 짜증, 불안감, 무기력감, 우울감, 자기 연민 등의 감정의 변화가 생겨 결국 입에 쓰디쓴 술을 부어 버리고 말 것이다. 술로 자신의 기분을 달래는 반복적인 음주는 합리화된 음주습관을 길러 주었고, 우리의 삶 속에 술이 주식(主食)이 되어 버렸다. 치명적인 내성과 중독성을 지닌 술이라는 친구와 당신이 절교를 선언하여도 이 중독성을 지닌 친구를 대신할 다른 친구를 찾지 못하는 한 결코 당신의 곁을 떠나지 않을 것이다.

우리는 이 치명적인 중독덩어리를 뽑아내야 한다. 회복을 유지하고 자신의 성장과 발전을 위해서는 매일의 일상생활에서 즐거움과 만족을 얻을 만한 일과 취미활동이 필요하며, 이런 활동을 개발하는 데도 많은 시간과 노력이 요구된다.

단주생활을 하고 있는 멤버들을 보면, 이미 병동의 생활 모습에서 회복의 가능성을 점쳐 볼 수 있다. 매일같이 쉬는 시간마다 침대에서 잠을 자는 게으른 환우들, 또는 유유자적하게 시간만 하릴없이 보내고 있는 환우들이 있는 반면에 이들과 달리 모든 활동에 적극적으로 참여하며 새로운 활동을 개발해 나가는 환우들을 볼 수 있다. 이들 중 누가 회복으로 갈지는 뻔한 일이다. 즉, 내 몸을 바쁘게 움직이는 것만이 건강한 회복과 가까워진다.

몇 가지의 활동을 소개해 보자면,

- 새로운 장소나 공원, 집 근처 산책하기
- 내가 좋아하는 운동하기
- 자신의 외모에 대해 신경쓰기
- A.A 모임에 나가기
- 좋아하는 책 읽기

- 자원봉사하기
- 예전엔 하지 않았던 새로운 습관을 가져보기(열대어 기르기, 바느질, 요리, 취미활동, 정원 가꾸기, 일광욕 하기, 반신욕 하기, 영화 보기, 우표 수집하기 등)

위에 제시한 내용 외에 다양한 활동들을 하며 끊임없이 움직이는 삶을 살길 바란다.

37 나에게 휴식이라는 매일의 선물을 줘라

'열심히 일한 당신, 떠나라!!' 라는 모 카드회사 CF 카피가 있다. 기계도 쉬지 않고, 계속 일을 하다 보면 과부하에 걸려 고장 나기 마련이다. 사람도 기계와 마찬가지로 쉬지 않고 달리면 쉽게 지치게 된다. 너무 힘든 나머지 모든 것을 잊게 하고 답답한 마음을 깨워 주던 술이 생각나게 되며 술을 마시게 된다.

술을 마신다는 생각은 우리가 필요할 때 아주 쉽게 언제든지 찾아온다. 바쁜 일상 속에 여러 가지 일들에 치이다 보면 내 자신이 얼마나 힘들고 지쳐 있는지 깨닫지 못하게 된다. 너무 많은 에너지를 쏟아 생활하다 보니 에너지가 바닥나 무언가로 그 에너지를 빠르고 쉽게 충전하고 싶어 한다. 그것이 대한민국 사람들의 성미 급하고 충동적인 성향이다.

이런 순간에 술만큼 충분히 해결해 주는 것은 없었다. 그래서 우리는 술에 의지해 에너지를 충전해 왔고, 중독의 늪에 빠지게 되었다.

이제 우리는 벗어나려고 한다. 앞만 보고 달리다 지쳐서 임시방편 마약으로 회생하려다 쓰러지는 숨 조이는 삶을 그만두려고 한다. 그러려면 너무 지치지 않게 주기적으로 휴식이라는 선물을 주어야 한다. 그 선물을 주는 방법은 매우 간단하다. 하루하루에 정기적으로 나만의 충분한 휴식시간을 갖고, 하루 일과를 되돌아보고 계획을 세워서 좀더 나은 생활을 하는 것. 이렇게 생활하다 보면 삶의 여유가 생기고, 느긋해지며 매사 긍정적인 사고방식을 갖는 데 도움이 되며 음주 충동이라는 검은 그림자가 더 이상 찾아오지 못하게 될 것이다.

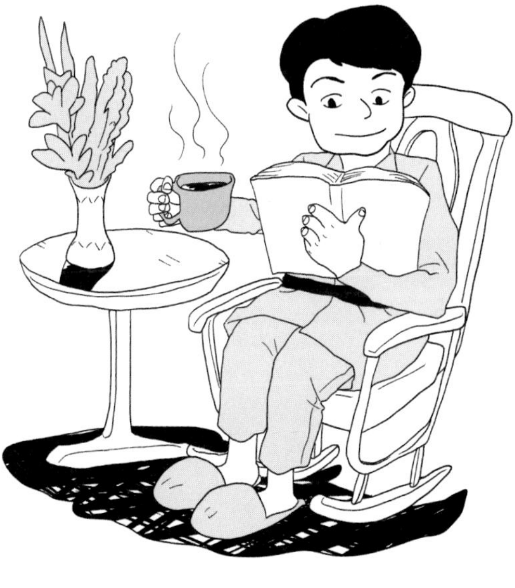

12단계 치료

A.A.의 근본 철학인 12단계를 깊이 이해하여 일상생활에서 적용 실천하도록 하는 강의와 집단훈련 형태 두 가지

38 술 문제를 진심으로 깨닫고 시인하였는가(제1단계)

많은 사람들이 당연하다는 듯이 12단계 중 1단계를 인정하였다. “우리는 알코올에 무력했으며, 우리의 삶을 수습할 수 없게 되었다는 것을 시인했다.”

최근 단 한 번의 입원으로 2년 가까이 힘겹게 단주를 해나가고 있는 회복자가 자조 모임에서 술 마시고 살아온 자기 삶을 돌아보는 참회의 말에 깜짝 놀랐다. “남들은 가지치기 정도를 해도 된다면 나는 뿌리째 뽑아야 해결될 정도로 나 자신이 인간이라기보다 짐승처럼 살아왔다.”고 고백을 했다. 과거의 생활이 실제로 문제가 많았는지는 모르겠지만 그 정도로 고백한 사람이 술 한잔의 유혹 앞에 쉽게 흔들리지는 않을 거라고 짐작을 했다.

술로 인해 자신의 생활이 얼마나 황폐화되었는지를 파악

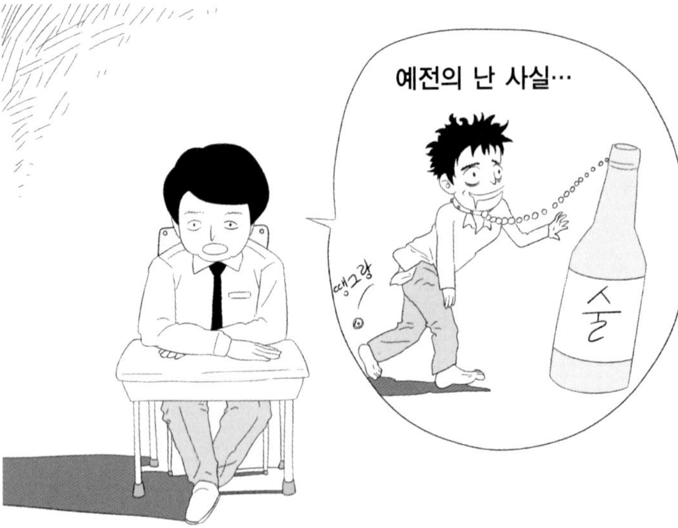

하는 것은 자신의 몫이다. 지극히 주관적인 판단에 의해 결정된다. 여기서 중요한 점은 과거 술에 취해, 쾌락을 쫓아다니며 새벽거리를 헤매거나 가족들의 눈에 피눈물 나는 절망을 안겨준 자신의 모습을 정직하게 본 사람들은 알코올 의존에서 벗어나려는 원동력이 그만큼 크다.

그러나 과거의 술 문제를 대수롭지 않게 본 사람들이나 단주 결심을 하고 채 한 달도 못 되어 음주를 한 사람이라면 그가 1단계를 제대로 깨닫고 시인했다고 보기는 어렵다.

1단계는 기초공사나 마찬가지이다. 기초가 튼튼해야 회복도 단단하게 세워 나갈 수 있다. 그러므로 우리가 한잔 술의 유혹을 이겨내기 위해서는 과거 술로 인해 생긴 피해들, 아찔한 순간들을 기억하고 정직하게 봐야 한다.

39 맞잡고 함께하니 희망이 보이네요 (제2~3단계)

모든 문제에는 해결책이 있기 마련이다. 1단계를 통해 인정한 우리의 술 문제! 그 해결은 간단하다. 혼자 풀려고 하지 말고, '위대한 힘'의 도움을 받자. 많은 사람들이 '위대한 힘'에 대한 이야기가 나오면 이해가 잘 안되고, 어렵다고 한다. 왜냐하면 어떤 종교적인 힘이나 심오한 힘이라고만 오해하기 때문이다. 그보다 앞서 우리는 일상생활에서 중요한 결정을 혼자 내리지 않는 것이 바로 2단계의 실천이다.

어느 날 김 선생이 이유 없이 답답하고, 짜증이 나기 시작하더니 "왜 반찬 하나 더 먹느냐"고 하는 동료의 한마디에 속상해서 언성이 높아지고 싸움으로 번지는 일이 있었다. 옛날 같았으면 확 엎어 버리고 홧김에 술이나 한잔 마셨을 텐

데, 치료진의 제재를 받고, 큰 싸움의 위기를 넘겼다. 그러면서 냉정하게 본인이 무엇 때문에 평상시 웃으며 장난치던 동료의 사소한 말 한마디로 민감해졌는지 원인을 찾았다. 치료진과의 면담으로 차분해지고 원인을 찾아보니 30일째 술을 마시지 않아 찾아온 마른주정(만성금단증상) 주기 때문이라는 것을 깨달았다. 병원이라는 치료공동체가 있었기 때문에 이를 알고 자기 잘못을 인정했다. 결국 생전 안 쓰던 반성문을 쓰고, 병동 환우들 앞에서 사과를 했다. 이러한 치료진의 권고를 통해 술 생각이 나면 욱하고, 핑계 삼아 화냈던 무책임한 과거와 달리 지금은 자신의 실수에 책임을 지고 있는 것이다.

이와 같이 2단계는 그동안 살아왔던 내 방식대로 내 고집대로 하는 것이 아니라, 주변 사람들과 기꺼이 상의해서 해결하려는 태도이다. 그동안 우리는 얼마나 이 단계를 무시하며 살아왔던가? '의지만 있으면 술 끊지, 내 인생이니까 상관하지마!' 하며 장담만 하다가 실패를 반복했다. 또 이미 결정을 다 내려놓고 가족들에게 통보하고 본인 뜻에 따라 주지 않으면 화를 냈다. 그 결과 지금의 내 모습, 내 자리에 서 있다. 그럼에도 불구하고, 여전히 자기 뜻을 버리지 못하는 경우가 많다. 그러다 반복되는 실패에 단주는 어렵다고 하거나 심지어 안 된다고 결국 자포자기하게 된다.

그러나 문제를 혼자 풀려고 하지 않으면 희망은 있다. 희망이 있다고 믿는 사람에게는 반드시 희망이 있고, 희망 같은 것은 없다고 하는 사람에게는 실제로 희망은 없다. 그동안의 내 방식대로 하겠다는 내 고집을 내려놓고 도움을 구하는 것이 희망이며, 해결책이다.

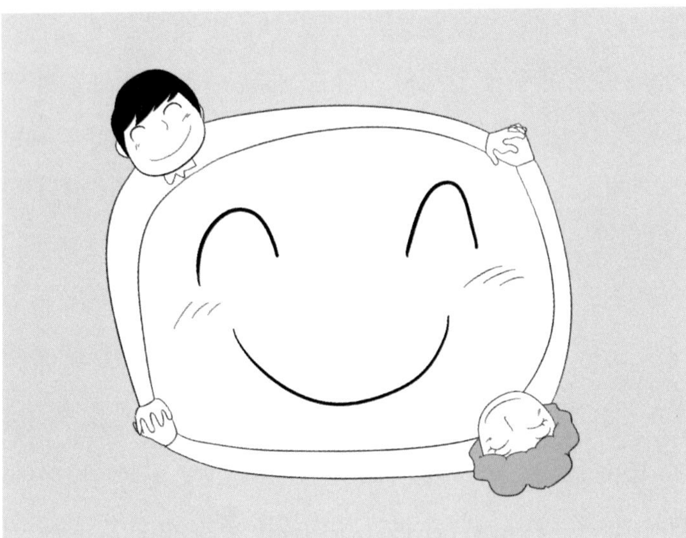

40 나를 찾아 떠나는 여행 (제4~7단계)

나 자신을 있는 모습 그대로 만나는 과정이 4단계에서 시작된다.

"음주하기 전과 후의 성격은 어떻게 달라지는가?"라는 질문에 많은 환자들은 '말이 많아진다. 폭력적이다. 예민해지고 거칠어진다. 집착한다. 무기력해진다.' 등으로 답변한다. 술 문제가 점점 반복될수록 술로 인해 만들어진 제2의 성격이 굳어진다. 이렇게 만들어진 성격문제, 즉 그동안 술 문제로 인해 무너진 도덕적 양심과 삶의 전반적인 문제를 구체적으로 보는 과정이다. 과연 이러한 문제를 고칠 수 있을까 의문부터 들 수 있다. 성격 문제가 먼저냐 술 문제가 먼저냐 따질 것 없이 술 문제와 성격 문제는 뿌리이자, 결과이다.

그렇기 때문에 성격 문제의 해결이 없이는 술 문제는 해결할 수 없다.

소심한 성격의 소유자 A씨는 착한 사람으로 통한다. 주변 사람들이 부탁을 할 때면 늘 거절하지 않고, 싱글벙글 웃으며 잘 들어주기 때문이다. 그런데 이러한 부탁들이 쌓이면 혼자서 끙끙 앓으며 밤새 일을 하곤 했다. 결국 이러한 일이 반복되다 보니 속병이 생겨 술로 풀었다. 문제는 술만 마시면 그동안 쌓였던 화가 한꺼번에 폭발하게 되니 주변 사람들을 놀라게 한다. 날이 갈수록 술 문제도 점점 심해지고, "술만 안 마시면 버릴 것이 없는 사람인데… 사람 참 이상해졌네"라는 말을 많이 듣게 되었다. 결국 술 문제를 일으킨 뿌리인 소심한 성격이 술의 힘을 빌어 그동안 쌓아온 화를 폭발한다.

이러한 성격을 변화시키기 위해 우리는 어떻게 해야 하는가? 우리가 성격 문제를 인정할 때 그 문제는 힘을 잃어간다. 12단계 중 4단계를 통해 먼저 성격 문제를 인정하고 기록하며 정리하는 것부터 시도해 보자! 그리고 5단계를 통해 누군가에게 고백하고, 6단계를 통해 매일 점검하고, 7단계를 통해 겸손하게 반복하면서 변화를 가능성을 꿈꾼다면 술 문제와 연관된 성격 문제도 분명히 고칠 수 있다.

41 상처가 이해되니 사랑으로 변해요 (제8~9단계)

우리는 술과 함께 살아오면서 수많은 말과 행동으로 상대방의 마음을 상하게 했다. 말이나 행동으로 빚진 것을 이제는 갚아야 할 때가 온 것이다. 나로 인해 내 아내는 아무개로서가 아니라, '알코올 의존자의 아내' 라는 짐을 지고 살아왔다. 일부러 그런 것은 아니지만, 술로 인해 원치 않게 피해를 끼친 것은 사실이다. 그러면서도 얼마나 남 탓하며 큰소리쳐 왔던가? 8단계를 통해 피해당한 것은 용서하고, 피해준 것은 보상하며 다른 사람들과의 관계를 회복해야 한다.

한 회복자가 모임 중에 나눈 삶의 내용이다. 아내의 생일 때 "생일 축하한다고 말해 주고, 난생 처음 아내를 업고 집 안을 한 바퀴 돌았다. 그랬더니 아내가 기분 좋아 웃으면서

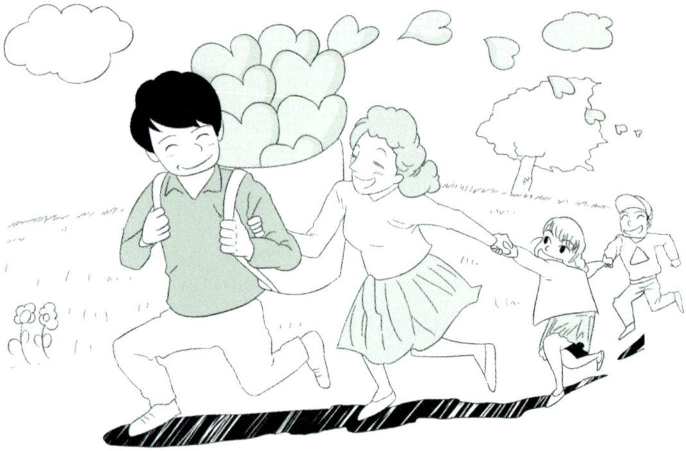

한 바퀴 더 돌아 달라고 했다" 며 한바탕 웃으셨다. 목걸이나 반지 같은 값비싼 생일 선물보다 작지만 큰 감동을 줄 수 있었다며 뿌듯해하셨다. 그렇다! 진심이 담기면 작은 행동일지라도 눈물과 감동으로 상대방을 행복하게 해줄 수 있다. 보상이라는 것을 거창하게 생각하면 보상할 엄두조차 못 내지만, 지금 당장 할 수 있는 것부터 찾아보자! 그동안 표현하지 못했던 애정을 표현하는 말 한마디 행동 하나, 술 문제로 인한 피해를 반복하지 않기 위한 단주가 바로 보상의 시작이다. 오늘도 술 문제로 인해 무너진 사람들과의 관계를 회복시키기 위한 노력은 계속된다.

42 나눔의 삶, 기쁨 두 배 (제10~12단계)

12단계를 한 단계 한 단계 걸어오는 동안 우리는 강해지고 있다. 강함이란 무엇인가? 힘이 세고, 말을 잘하고 재주가 좋은 것이 아니라, 꿈을 꾸고 그 꿈을 이루기 위해 어떠한 걸림돌이 있어도 포기하지 않는 것이다. 혼자서는 도저히 할 수 없을 것 같았는데, 같은 목적을 가진 사람들을 따라가다 보니 어느새 정상이다.

상상의 날개를 펴 보자! 멋지고 유명한 산을 등산한다고 생각해 보자. 아무리 높은 산이라도 오르고 또 오르면 정상에 도착한다. 중간에 경사가 급한 길도 있고, 걸림돌도 있고, 앞길을 가로막는 시냇물도 있었다. 힘들면 힘들수록 정상에서 맛보는 희열은 이루 말할 수 없다. 내려다보이는 경치, 위아래로 펼쳐진 구름에 감동이 벅차오른다. 그러나 감동하고, 너무 좋다고 해서 산 정상에 집을 짓고 사는 사람은 없다. 정상에 올랐으니 이제 하산해야 하지 않겠는가? 하산해서 주위 사람들에게 나의 감동을 전하고, 일상생활로 돌아가야 한다.

모임을 통해 진솔하게 경험담을 나누는 회복자를 보면 그 감동과 열정을 알 수 있다. 본인의 경험을 듣고 모두가 감동을 같이 나누면 좋겠지만, 그 중에 한 사람이라도 듣고 감동해서 변화된다면 그것으로 만족한다. 환자들이 딴짓을 하거나 엉뚱한 질문을 할지라도 회복자는 본인의 경험을 나누면서 스스로 생명을 얻는 것이다. 그래서 해남이든지 강원도든지 알코올 의존 치료를 받고 있는 환자들이 있는 병원이라면 무조건 달려간다. 먼저는 내가 살기 위해 걷는 길이라는 것을 알기 때문이다. 그저 씨 뿌리는 역할만 열심히 하고, 열매는 신께 맡기니 마음도 편하다. 단주를 함에 있어서 최종적으로 만나는 질문은 바로 내가 왜 사느냐는 질문이다. 회복을 통해 먼저 내가 살면 자연스럽게 다른 사람도 살릴 수 있는 기회가 생긴다.

자기표현 훈련

우리는 의외로 자기의견이나 감정 표현에 서투르다. 자신의 의견이나 감정을 적절하게 표현하도록 연습하여 술 없이도 소통하게 하는 프로그램.

43 가는 말을 곱게…

부드럽게 말하기

말로 입은 상처가 칼로 입은 상처보다 오래간다는 말이 있다. 칼로 입은 상처는 시간이 지나면 자연스레 아물게 되지만 말로 입은 상처는 시간이 흘러도 그대로 남아 있는 경우가 많다.

"그런 말에 그렇게까지 상처 받았는지 몰랐어요!"

"그 말을 하는 사람을 죽이고 싶을 정도로 미웠어요!"

보호자나 환자분들을 면담하다 보면 말하는 사람은 기억도 하지 못하는 사소한 이야기로 화를 참지 못하는 경우를 자주 본다. 말하는 사람의 의도와는 다르게 마음에 상처를 입고 자존심을 상하게 해버린 것이다.

그렇다면, 우리가 말을 할 때 덜 공격적이게 할 수 있는 방법은 없을까?

"나"를 주어로 시작하는 〈나-전달법〉을 사용해 보기를 권한다. 심리학자인 토머스 고든은 "나" 대신 "너"를 주어로 하는 말들이 대체적으로 비판적이고 공격적으로 들려서 상대를 방어적으로 만든다는 것을 발견했다.

예를 들면, 부인의 생일을 잊어버린 남편에게

"당신(너) 어떻게 내 생일을 잊어버릴 수가 있어?"

"당신 내 생일이 언젠지 기억이나 해? 당신은 나한테 관심도 없지?"

이와 같이 너를 주어로 하는 말이 너 전달법이다. 남편 입장에서는 생일을 잊어버린 것에 대해 부인이 비난하고 공격하는 것처럼 들릴 뿐이다.

"나는 당신이 내 생일을 잊어버린 게 서운해."

"나는 당신이 내 생일을 기억해 주었다면 기뻤을거야."

하는 표현이 나 전달법인데, 두 표현의 차이가 느껴질 것이다. 상대를 향한 나의 말이 덜 비난적이고 덜 공격적이기 때문에 반응이 전혀 다르게 올 것이다.

조심할 것은 나를 주어로는 사용했지만 사실상 너 전달법인 "나는 당신이 문제라고 생각해"라고 판단하지는 말자. 오는 말을 곱게 하기 위해 가는 말을 곱게 만들어 보자.

44 너 때문에…

비판수용하기

"당신은 왜?", "내가 뭘?", "처음부터 다시 이야기해 볼까?", "또 그 이야기야? 그래서 결론이 뭔데? 이러니 내가 술을 안 마시냐?" 남편이 술을 마셔서 잔소리를 하는 건지, 부인이 잔소리를 해대니 술을 마시는 건지는 이제 더 이상 중요한 상황이 아니다. 서로가 '너 때문에'를 외치며 상대가 문제라고 할퀴고 몰아붙이는 방어적인 싸움은 지겹게 싸우고도 결론이 나지 않아 서로의 입을 막고 관계를 파괴시키기 일쑤다. 누군가가 비난할 때 여유롭게 받아들이기란 말처럼 쉽지가 않은 일임은 분명하다. 누가 날아오는 주먹을 앉은자리에서 맞고만 있겠는가? 나 역시 주먹을 날리고 반격할 것이다. 비난처럼 부정적인 이야기를 듣게 되었을 때 주먹이 불끈 쥐어진다면, 싸움을 확대시키지 않기 위해 주먹 대신 이렇게 해보자.

먼저, 문제의 일부분만을 인정하자. 아주 조금이라도 상대의 말을 수용하고 인정해 보는 것이다. 술을 마시지 않고 있지만 부인이 "당신 왜 이렇게 늦었어? 요즘 나 몰래 술 마시는 거 아냐? 집에 신경 좀 써줘."라고 말할 때, 부인의 부정적인 말에 "나는 뭐 놀고 다니냐? 술 마시라고 내 속을 긁어대는구나? 그렇게 해줄까?" 이렇게 말한다면 지겹게 싸우게 될 뿐이다. "당신 말이 맞아. 오늘은 내가 평소보다 많이 늦었네. 전에 술 마실 때도 자주 늦었으니 그렇게 생각할 수도 있겠지." 상대가 말한 문제의 일부분을 인정하자.

두 번째, 구체적인 내용을 물어보자. "어떤 면에서 내가 집안일에 신경 쓰지 않는다고 느끼는지 말해 줄 수 있어?"

세 번째, 타협안을 제시하자. "다음부터는 늦으면 늦는다고 당신한테 미리 연락해 줄테니 나를 믿어 주었으면 좋겠어"

상대의 반응은 나의 거울이라고 보면 된다. 이기고 지는 싸움이 아닌 대화를 하자.

45 원하는 것을 구체적으로…
요청하기

"갑돌이와 갑순이는 한 마을에 살았드래요. 둘이는 서로 서로 사랑을 했드래요. 그러나 둘이는 마음뿐이래요. 겉으로는 음~ 모르는 척 했드래요. 그러다가 갑순이는 시집을 갔드래요."

옛날 노래 중 이런 노래가 있다. 갑돌이와 갑순이의 사랑이 이루어지지 않은 것은 바로 말하지 않고 표현하지 않았기 때문이란다.

우리들 대부분이 의외로 의사소통에 서투르다. 단주를 막 시작하는 환자분들의 부인들이 "술은 안 마셔서 좋은데 도통 말이 없어 무슨 생각하는지를 모르겠어요.", "평소에는 말이 없이 점잖다가도 갑자기 버럭하니 무슨 말을 못해요."

하소연하는 말을 듣는다. 전에도 말수가 없었는데 술을 마시지 않으니 더 적어졌다는 것이다. 술로 망가진 몸을 회복시키기 위해 입원하신 분들이 가장 먼저 하는 것이 운동이다. 힘없는 근력과 굳어진 관절을 운동으로 풀어 주듯이 우리의 굳어진 대화에도 운동이 필요하다.

말하지 않아도 상대방이 알아주겠지 하는 마음으로 기다리는 것은 불평, 불만을 차곡차곡 쌓아 언젠가는 폭발하게 될 폭탄을 만들어 가는 것이고, 그 화는 결국 술로 이어질 수 있다.

"그것도 못 알아듣냐? 몇 번을 말해", "그걸 꼭 말로 해야 아나요? 척하면 알아야지!"

우리들은 예전 TV사극에 나온 궁예처럼 '관심법'을 가지고 있지 않는 그냥 평범한 사람들이다. 자신에게 필요한 것, 바라고 원하는 것을 상대가 알아주기를 바라거나 마음을 읽어 주기를 바라는 대신 직접, 긍정적인 말로, 그리고 구체적으로 말해줘 보자.

"집에 좀 붙어 있어라"보다는 "내가 퇴근할 때 쯤이면 당신이 집에 있었으면 좋겠어"라고 자신이 원하는 것이 무엇인지 상대방이 정확하게 알아 들을 수 있도록 구체적으로 이야기하는 것이 중요하다.

인지행동 치료

자신도 모르게 해온 〈생각의 습관=자동사고〉를 잘 알고 교정해서 새롭게 〈건강한 생각의 습관〉을 만든다. 생각이 바뀌면 행동도 바뀐다.

46 비가 오면 생각나는 그 사람

'비가 오면 생각나는 그 사람, 지금은 어디에서 무얼할까?' 유명한 노래다. 그런데 왜 '비가 오면' 내 의지와 상관없이 저절로 '그 사람'이 떠오를까? 어떤 상황이 되면 '자동으로 떠오르는 생각'들이 있다. 이것을 심리학에서는 〈자동사고〉라고 하는데 오랫동안 반복되어 온 '생각의 습관'이라고 할 수 있다.

'비가 오면 생각나는 빈대떡'

비가 추적추적 내리면 따뜻하고 맛있는 빈대떡이 생각난다. 동시에 정겹고 아늑한 술집이 떠오를 수도 있다. 내가 원해서 빈대떡 생각이 난 것이 아니다. 그냥 아무 이유 없이 저절로 비가 오니까 빈대떡 생각이 난 것이다. 빈대떡과 함께 막걸리도 떠오를 수도 있지만 빈대떡만 생각나고 그 속에 숨

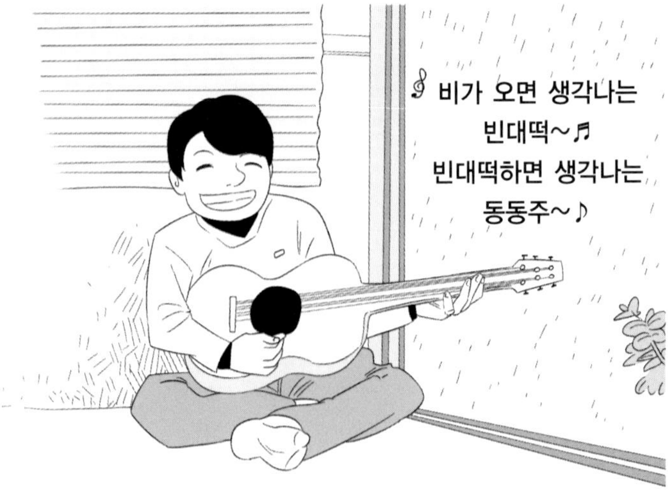
비가 오면 생각나는
빈대떡~
빈대떡하면 생각나는
동동주~

은 막걸리는 생각나지 않을 수도 있다. 그래서 빈대떡만 먹으러 갔다가 결국 막걸리 왕창 마시고 취하게 된다.

단주하기 위해서는 생각의 습관인 〈자동사고〉를 빨리 알아차리는 것이 필수적이다. '자동사고'를 모르면 단주는 불가능하다. 또 얼마나 빨리 알아차리느냐도 중요하다. 빨리 알아차려서 초전박살내야지 조금만 늦으면 심한 갈망상태에 빠져 돌이킬 수 없게 된다.

'비가 온다. 빈대떡이 생각난다.' 이때 "아! 자동사고다" 하고 빨리 알아차려야 한다. 그래야 조심하고 나도 모르게 발길이 술집으로 가는 것을 막을 수 있다.

심심하다? 한잔해!

더운데? 시원한 캔맥주!

배고픈데? 소주 한 잔! 이런 것들이 모두 〈자동사고〉다. 빨리 알아차려서 술의 교활함에 걸리지 않아야 한다.

47 술이 나를 부른다

옛날에 들은 얘기다. 개그맨 전유성은 개그계의 대선배다. 그가 후배들과 바닷가에 놀러갔댄다. 바다를 보자 전유성이 "바다가 나를 부른다!!" 하면서 바닷속으로 걸어 들어갔다. 가슴까지 물이 차 오는데 계속 바닷속으로 들어가자 후배들이 더 들어갈까봐 놀랬단다. 그때 전유성이 다행히 다시 돌아서 나왔다. 그러면서 하는 말이 "날 안 불렀대."

술이 나를 부르지만 사실 술이 날 부르는 것이 아니다. 내가 술을 부르는 것이다. 바다만 보면 '바다가 나를 부른다!' 하고 소리치듯이 술과 관련된 상황만 되면 '술이 나를 부른다' 하고 술 바닷속으로 빠져든다. 전유성처럼 가다가 '안 불렀대' 하면서 빠지기 전에 돌아 나와야 한다. 그러기 위해서는 술이 나를 부른다고 습관적으로 착각하는 상황을 잘 알고 있어야 한다.

'배화외피' 라는 말이 있다. 배고프고, 화나고, 외롭고, 피곤하고… 술을 부르는 4대 마왕이다. 이처럼 술이 나를 부르는 상황이 무엇인지 명확하게 아는 것이 중요하다. 그 상황을 미리 피하고 혹 피하지 못한 경우 어떻게 대처해야 할지 준비하는 것이 재발방지에 중요하다.

술 갈망이 심한 경우가 사람마다 각기 다르다. 나는 어떤 상황에서 쉽게 술 바다에 빠지는지 목록을 작성해 보자. 그 중에서 특히 나를 강력하게 유혹하는 빅쓰리가 무엇인지 세포 깊숙이 인식해야 하고 그 상황에서 빠져들지 않을 나름대로의 방책도 가지고 있어야 한다. 그래서 '술이 나를 부른다!' 하고 한 걸음 다가가는 순간 '아냐~ 술이 나를 부르지 않아!' 하고 돌아설 수 있어야 한다.

48 침 흘리는 똥개

옛날에 이런 실험을 했다. 개에게 밥을 줄 때마다 종을 함께 울렸더니 나중에는 밥은 안 주고 종만 울려도 개가 침을 질질 흘리더란다. 이런 현상을 '조건반사'라고 하였다. 어떤 조건이 주어지면 일정한 행동이 반사적으로 나타나는 것이다. 신기하게도 이런 행동이 의존자에게도 나타난다. 예를 들어 어떤 노래만 나오면 술 생각이 나서 입에 침이 돈다. 아마 그 노래는 노래방에서 술 마시면서 불렀던 노래일 수도 있다. 그 노래를 들으면 노래방 생각이 나고 거기에서 신나게 술 마시던 기억이 저절로 나면서 입에 침이 고이는 것이다. 우리 주위에 술과 관련된 상황들이 널려 있고 그 상황이 되면 조건반사적으로 음주충동을 느끼게 된다.

밥 없이 종만 울려도 침을 흘리는 개는 자기가 왜 침을 흘

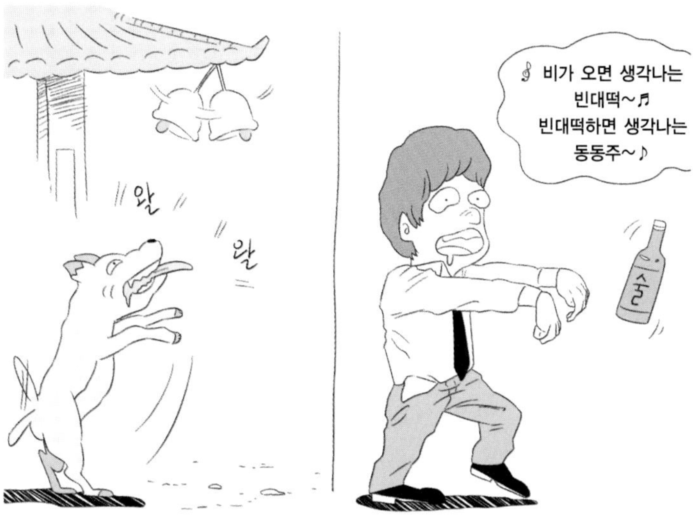
왈
왈
𝄞 비가 오면 생각나는
빈대떡~♬
빈대떡하면 생각나는
동동주~♪
술

리는지 모른다. 종과 밥이 한데 묶여 있었던 기억 속에 살고 있기 때문이다. 종만 울려도 침 흘리는 개의 모습이 우리의 모습과 비슷하다. 날씨만 흐려도 술 생각이 나고, 슈퍼만 지나가도 술 생각이 나고 옛날 여자가 생각나도 술 생각이 난다. 술 마실 이유가 108가지라니. 우리는 너무나 많은 조건에 반사적으로 술 생각이 나고 침을 삼킨다. 단주하기 위해서는 내가 어떤 조건에 반사적으로 침을 흘리는지 똑바로 알고 있어야 하고 내가 얼마나 똥개처럼 훈련되어 있는지 깨달아야 한다. 어느 순간 침 흘리고 있는 나를 알아채고 침 흘리기를 멈추어야 한다. 그래야 개 같은 삶에서 벗어날 수 있다.

49 저 간경화 초기걸랑요

단주를 결심하면서 제일 힘든 것이 술 없이 사람들과 어울리는 것이다. 술 없이는 호탕하고 멋진 인간관계가 불가능하기 때문이다. 단주 생활 초기에는 사회생활의 축소나 불이익을 받아들여야 하고 만남의 제한도 고려해야 한다. 그렇다고 회식이나 모임에 참가하지 않을 수는 없다. 술 먹는 것이 남자다움의 상징으로 여겨지며 술 한잔해야 뭔가 통하는 사람으로 인정받는 사회에서 술자리에서 술을 거절해야 한다는 것은 정말 어려운 일이다. 특히 윗분이 권하거나 특별한 자리인 경우에서 술을 거절하기는 더욱 힘들다. 그래서 단주를 결심한 분들은 술자리에서 술을 거절하는 기술이 꼭 필요하다. 거절 방법은 술 권하는 사람이 그 한마디를 듣는 순간 '아! 이 사람에게는 더 이상 술을 권하면 안 되겠구나!' 하는 마음이 들게 해야 한다. 그러지 않고 약한 거절 멘트는 오히려 더 끈질기게 술을 권하게 만들 수도 있다.

상대방에게 빈틈을 주는 거절 멘트는 다음과 같다. '어제 술을 많이 먹어서…' '몸이 좀 안 좋아서…' '감기가 걸려서' '일주일 정도 술을 끊을라고' '차를 가지고 와서' '집에 일이 있어서 술 마시면 안돼' 등등이다. 이런 멘트는 상대방이 술을 더 권할 수 있는 여지를 주는 것들이다.

'간경화 초기입니다. 술 마시면 죽습니다.'

'술에 심한 알레르기가 있습니다. 호흡곤란이 올 정도입니다.'

'과거에 알코올중독으로 치료받았습니다. 이제 더 이상 마실 수 없습니다.' 등등 상황에 따라 단 한마디의 거절 멘트로 상대가 더 이상 술을 권유하지 않도록 해야 한다.

술 권하는 사회에서 살아남기 위해서 확실한 나만의 거절 멘트를 만들어 보자.

50 술 한잔은 아들 피 한잔

입원하신 환자분들이 이구동성으로 하는 말이 있다. "술 안 먹는 것은 자기 의지가 중요하지 않나요? 내가 끊겠다고 마음만 먹으면 되는 거 아닙니까? 나 이제부터 술 끊기로 했으니 퇴원하겠소." 세상에는 마음만 먹는다고 다 되는게 아니다. 공부 꼴찌 하는 애가 마음만 먹는다고 일등 할 수 있나? 컴퓨터 게임의 유혹을 어떻게 하면 벗어날지 알아야 되고, 공부하는 습관도 새로 형성해야 되고, 어떤 방식으로 공부해야 효과적인지도 배워야 한다. 단주도 단순한 의지만 가지고 되는 것이 아니다. 단주를 결심해도 많은 유혹에 흔들리게 된다. 유혹이 왔을 때 어떻게 대처해서 위기를 넘겨야 될지 알아야 한다. 술은 다양한 방법과 다양한 무기를 가지고 우리를 무너뜨리려고 한다. 그러니 우리도 다양한 방어무기를 가지고 있어야 한다. 그중에 하나가 간단한 표어 같은 문구를 작성해서 수첩에 가지고 다니거나 또는 음주충동을 막아줄 수 있는 사진(예를 들어 활짝 웃는 가족사진, 술 취해서 자신이 부셔버린 전화기, 넘어져서 멍든 얼굴 등)을 핸드폰에 저장해 두는 것이다. 술 생각이 날 때 수첩에 적어둔 표어나 핸드폰의 사진을 보면서 유혹에 빠지는 내 맘을 붙들어야 한다. 사실 술 유혹에 넘어가는 데 걸리는 시간은 1-2분도 안 된다. 표어나 사진을 보는 그 1-2분이 충동을 넘어가게 시간을 벌

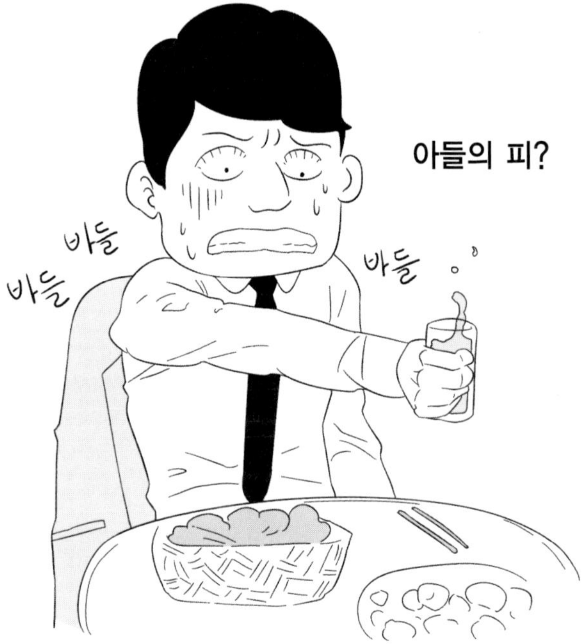

어주기도 한다.

어느 환자분이 자기는 네 살짜리 아들을 위해서라도 꼭 단주를 해야겠다고 다짐하면서 다음과 같은 표어를 적어서 가지고 다닌다.

'술 한잔은 아들 피 한잔!'

좀 무섭기는 하지만 이런 문구를 보면 술잔을 잡으려는 손을 잠시나마 주춤하게 하지 않을까. 음주 유혹을 막아 주는 나만의 표어나 사진을 가지고 다니자.

긍정해석 훈련

스트레스로 인해 적응이 어려울 때, 음주를 하게 된다는 가정하에 어려운 일에 직면해서도 이를 긍정적으로 받아들이고 극복할 수 있는 생각의 전환을 꾀하는 프로그램

51 좌절을 딛고 뛰어오르자!

회복탄력성

누구나 한 번쯤은 좌절을 겪는다. 그러나 그 좌절을 딛고 성공하는 사람이 있는 반면, 좌절에 빠져 시름하다가 술이나 약물로 평생을 살아가는 사람들이 있다. 뉴질랜드의 등산가 에드먼드 힐러리는 에베레스트 등정에 실패하면서 "산아 너는 그대로 있지만 나는 기술과 장비 그리고 나의 열정과 노력은 진보할 것이다."라는 말을 남기고 재도전의 열의를 불태웠다고 한다. 그리고 마침내 세계 최초로 에베레스트 산 등정에 성공하고 뉴질랜드 화폐의 도안 인물로도 선정되었다.

그렇다면 좌절을 딛고 기어이 성공하는 사람과 실패하는 사람은 어떻게 다를까? 심리학자들은 이러한 성향을 알아내기 위해 '회복탄력성'이라는 특성을 조사했다. 즉 이것은 공을 바닥에 떨어뜨렸을 때 다시 튀어 오를 수 있는 특성과 같은 것이며, 사람들에게도 이러한 내적인 특성이 있다는 것이다.

다행히도 이런 특성은 고정된 것이 아니라 자신이 훈련과 개발을 통해서 얼마든지 키울 수 있는 특성이다. 자 이제 당신은 어떤 사람이 되고 싶은가? 실패에 좌절하고 쓰러지는 사람이 될 것인가? 역경을 이겨내고 일어서는 사람이 될 것인가? 이런 특성을 가지고 싶다면 다음의 7가지 특성을 잘 이해하고 연습해 보자.

1. 감정 통제력
2. 충동 통제력
3. 낙관성
4. 원인 분석력
5. 공감 능력
6. 자기 효능감
7. 적극성 및 도전성 등이다.

자 이제부터 당신도 이러한 특성을 개발하는 데 하루에 약간의 시간들을 투자해 보자!

52 행복은 연습이다

우리 사람들의 궁극적인 삶의 목적은 행복이라고 한다. 그래서 그런지 요즘 많은 중고등학교나 대학에서 일반적 학문보다도 행복해지는 방법을 가르치고 이러한 과목을 수강하는 학생이 늘고 있다고 한다. 어떻게 하면 행복해질까 하는 심리학자들의 연구조사에서는 많이 배우고, 좋은 직장을 얻고, 좋은 지위에 오르고, 돈을 더 잘 벌고 하는 조건들이 꼭 행복해지는 데 필요한 조건이 아니라는 것이 보고되었다. 사람들이 보다 행복해지는 데는 외적인 조건보다는 내적인 생각이나 태도가 필요하다고 말한다.

영국의 한 불행하고 우울한 사람들이 많이 살고 있는 마을에서는 여러 명의 심리학자들이 투입되어 마을 사람들을 행복하게 만드는 작업이 진행되었다. 당연히 많은 전문가들이나 매스컴의 관심을 모았는데 불과 3개월 만에 대부분의 사람들이 행복하게 변화되었고, 이런 변화는 1년이 지나도 유지되었다고 한다. 이러한 행복해지는 기술이 있다면 이 세상에 자신이 불행하다고 느끼고 암울하게 살아가고 있는 사람들이 적극적으로 배우고 실천해야 하지 않을까? 다행히 그러한 방법을 우리나라에서도 적용하고 연습하게 한 결과 똑같은 놀라운 변화가 있었다고 한다.

여기에 그 사람들이 연습하고 변화되었던 행복해지는 방법이 있다. 당신도 한번 실천해 보라! 크게 세 가지 범주의 행동을 제안하고 있는데, 바로 감사하기, 관계 맺기, 친절하기(또는 선행하기)이다. 이러한 행동을 보다 구체적으로 실천하기 위해서는 다음의 10가지 연습법이 필요하다.

1. 매일 저녁, 그 날 일어난 감사한 일 3가지를 일기에 쓴다.
2. 신문에서 감사할 만한 뉴스를 찾아 스크랩한다.
3. 평소 감사한 마음을 표현하지 못한 사람을 찾아 감사편지를 전한다.
4. 나에게 하루에 한 가지씩 선물을 준다.
5. 하루 한 번씩 거울을 보고 크게 소리내어 웃는다.
6. 남에게 하루에 한 번 친절한 행동을 한다.
7. 아무도 모르게 좋은 일을 한다.

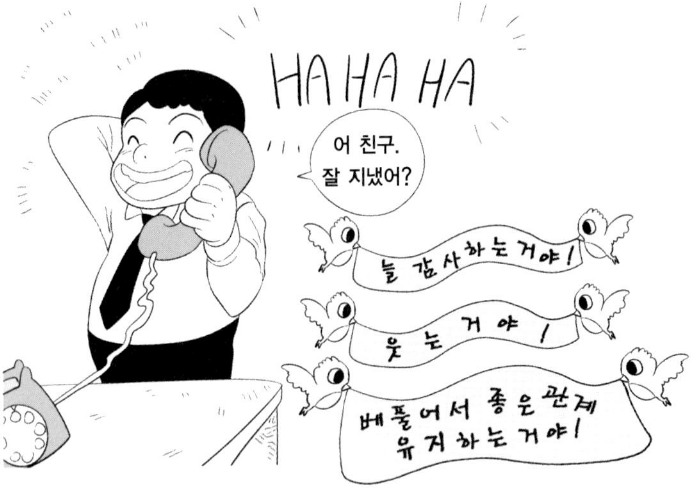
HA HA HA
어 친구.
잘 지냈어?
늘 감사하는 거야!
웃는 거야!
베풀어서 좋은 관계
유지하는 거야!

8. 대화하지 않던 이웃에게 말을 건다.
9. 좋은 친구나 배우자와 일주일에 한 시간씩 방해받지 않고 대화한다.
10. 연락이 끊겼던 친구에게 전화를 해서 만난다.

이제 당신이 연습할 차례다.

53 웃으면 성공한다

최근에 앞서가는 치과에서는 유명배우들의 치아배열을 본딴 웃음틀니가 유행이라고 한다. 흥미로운 사실은 취업준비생들이 이 웃음틀니를 사용하고 면접을 보게 되면 면접에서 합격할 가능성이 매우 높아진다고 한다. 웃음의 위력을 잘 보여주는 보고다.

웃음은 수많은 역사를 통해서 사람들이 발견해 낸 '좋은 것' 중의 하나다. '웃으면 복이 온다' '웃으면 행복해진다' '웃으면 성공한다'는 등의 웃음에 대한 예찬도 수없이 많이 들어 왔다. 서양의 어느 학자는 '웃음은 가장 값싸고 가장 효과 있는 만병통치약이다. 웃음은 우주적인 약이다.' 라고 표현하였다.

이러한 웃음에 대한 효과를 그저 좋은 것에서 좀더 과학적으로 입증하고 발표한 연구 보고서도 헤아릴 수 없이 많다. 그중에 가장 중요한 것이 웃음에 직접적인 건강증진효과가 있다는 것이다. 웃음은 우리 몸속에 있는 자연살해세포의 증식과 활성을 도와서 몸속의 암세포를 포함한 유해세포를 제거해 주고, 면역에 관여하는 임파구를 활성화시켜 면역력을 높여주고, 엔돌핀을 활성화시켜서 통증을 완화시켜 주고, 심장병의 발병위험을 감소시켜 줄 뿐 아니라, 수많은 근육을 자극해서 수 분 동안의 운동효과를 주기도 한다.

웃음은 또한 사회적 효과도 강해서 웃는 사람뿐 아니라 주위에 웃음을 전염시켜서 옆에 있는 사람의 기분을 저절로 좋게 만들어 주고, 돈 들이지 않고 빠른 시간 내에 호감과 친밀감을 만들어 준다. '웃는 얼굴에 침 뱉지 못한다' 는 말이 있듯이 상대의 감정과 행동에도 영향을 미친다.

한마디로 웃음은 만병통치약이다. 그것도 하느님이 우리 인간에게만 준 보약인 셈이다. 좋아서 웃기보다는 웃다 보면 반드시 좋은 일이 생겨나게 될 것이다. 즉, 우리는 행복해서 웃는 것이 아니라 웃기 때문에 행복해진다. 그래 오늘부터 내가 웃자! 단주생활도 즐겁게 성공할 수 있을 것이다.

54 태양으로 머리를 향해라

'맹모삼천지교' 라는 말이 있다. 잘 알다시피 현명한 맹자의 어머니가 맹자를 잘 키우기 위해서 공동묘지 근처에서 시장 부근으로 나중에 서당 근처로 세 번이나 이사를 다니면서 교육에 힘썼고, 결국 자식을 훌륭한 성인으로 길러 냈다는 고사성어이다.

술 문제로 관리병동에 처음 입원한 환자들은 알코올 의존의 재발특성 때문에 자칫하면 재발한 환자들의 말과 행동을 보면서 '치료해 봤자 소용없을 거야, 결국 재발해서 또 오잖아' 라고 생각하면서 단주에 대한 두려움을 합리화시키려 한다. 그러나 이러한 초보자들이 거치는 관리병동이 있는 반면에 열심히 변화를 시도하고 유지하고 있는 자율병동도 있으며, 외래에서 오랫동안 단주생활을 실천하며 회복프로그램

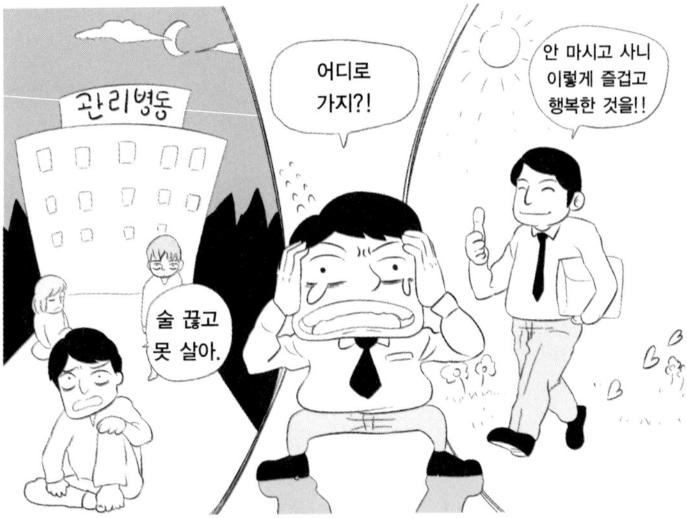
관리병동
술 끊고
못 살아.
어디로
가지?!
안 마시고 사니
이렇게 즐겁고
행복한 것을!!

에 참여하는 이들도 있다. 이들은 '어디 한번 해보자, 그까짓 것 못할 게 뭐야!' 라고 말한다.

해와 달이 만나서 세상에 대해서 다음과 같이 이야기를 했다고 한다. 먼저 달이 '세상은 어둡고 사람들은 늘 잠만 자고 게을러' 그러나 해는 '세상은 밝고 사람들은 늘 부지런히 일해' 라고…. 재발한 사람들을 보고 '나도 성공할 수 없을 거야' 라고 두려워하는 사람은 아직 달의 위치에서 세상을 바라보고 있을 뿐, 밝은 세상을 맞이할 준비를 하고 있지 않는 것이다. 즉, 어두운 곳에서 스스로를 밝고 건강한 곳으로 이사시킬 준비를 하고 있지 않는 것일 뿐이다. 보다 열심히 단주생활을 실천하면서 회복자의 대열에 있는 사람은 왜 보지 않으려고 하는가?

흔히들 실패자는 안 되는 핑계거리를 찾고 성공하는 사람은 어떻게든 될 만한 방법을 찾는다는 말이 있다. 안 될 이유가 있다면 되게 할 수 있는 방법이 있다. 다만 당신이 머리를 어디로 향하게 하느냐에 달려 있다. 태양으로 머리를 향하게 하자. 그러면 그림자는 없어진다.

55 단주에 성공하는 사람들의 비밀

우리 인간에게는 무한한 가능성이 있다고들 한다. 술 문제를 가지고 병원에 오는 이들도 건강해지고 행복해질 수 있는 무한한 가능성을 가지고 온다. 그러나 어떤 이들은 단주에 성공하여 행복한 생활로 돌아가고, 어떤 이들은 평생을 병원에 떠돌아다니면서 모든 것을 잃고 살아가거나 몇 년 안에 비참한 최후를 맞는다. 참으로 안타까울 따름이다.

본 치료자가 치료 초년병 시절에 어떤 환자 한 사람이 가족도 없이 초라한 형색으로 외래에 나타나 치료를 사정한 적이 있었다. 치료자는 그 환자의 겉모습만 보고 병원의 공동생활에 부정적인 영향만 미칠까봐 내심 다른 병원으로 가길 바랬다. 그러나 환자 주변의 사회복지사 한 분이 치료를 간청하여 결국 입원했는데, 그분은 지금 한 번 만에 단주에 성공하여 10년째 단주 중이다.

같은 병동환경에서 같은 치료를 받고 단주에 성공하는 사람들은 치료자를 잘 만나서가 아니다. 바로 자신의 마음과 태도 안에 성공의 요인이 있다. 그렇다면 성공하는 사람들의 태도는 무엇이 다를까? 무수히 많겠지만 중요한 세 가지만 생각해 보자.

첫째는 안 마시고도 살 수 있다는 믿음을 갖고 있다는 것이다. 믿음은 주변에서 모든 에너지를 끌어들인다. 바로 치료진의 안내와 격려, 가족들의 지지, 동료들의 도움, 우주에서의 행운 등등… 둘째는 단주에 대한 목표가 분명히 있다는

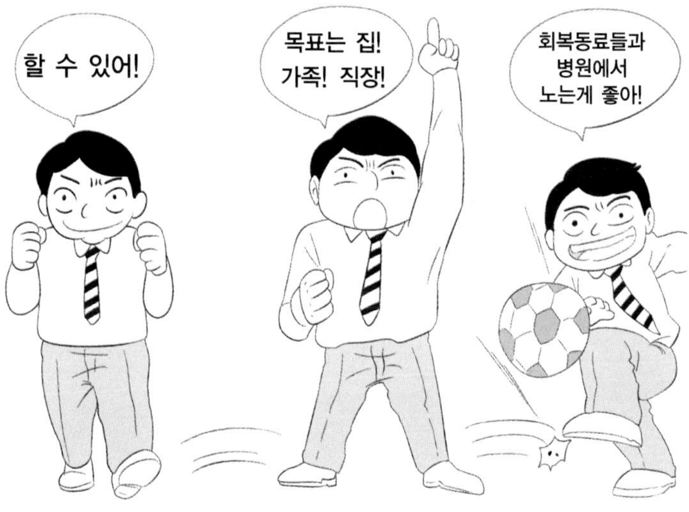
할 수 있어!
목표는 집!
가족! 직장!
회복동료들과
병원에서
노는게 좋아!

것이다. 즉, 지금부터 단주를 해야겠다는 분명한 목표를 가지고 있는 것이다. 단주에 실패하는 사람들의 90% 이상이 자신의 단주에 대한 믿음이 없거나 아직 단주해야겠다는 목표설정부터 하지 않아 실패한다. 셋째는 동료들과 함께하는 지혜다. 다시 말하면 성공하는 사람들은 노는 물이 다르다. 바로 단주할 수 있는 사회적 환경을 함께 만들고 이용하는 것이다.

에니어그램을 이용한 성격 통찰 훈련

기원전 2500년 경, 중동지방에서 고안된 에니어그램이라는 성격검사는 자신의 사고, 감정, 행동, 환경과의 관계에서 개인의 독특하고 일관된 반응양식에 대해 알아보게 한다. 술 문제 이면의 성격적 특성을 이해하고 보강할 수 있도록 에니어그램을 통해 실행되는 훈련.

56 내 성격의 지도를 가지고

에니어그램

엄마의 자궁으로부터 세상에 갓 태어난 아기는 그 자체로 부모에게는 선물이며 소중한 존재이다. 사람은 누구나 태어날 때 순수한 모습을 가지고 태어난다. 그러나 자라나면서 부모와 환경의 영향을 받고, 중요한 존재를 모방하고, 생존하기 위해 주어진 현실에 적응하면서 자기 얼굴을 만들어 간다. 다시 말해 세상의 요구에 응답하면서 생존하기 위해 몸부림친 흔적이 지금 자신의 모습, 성격이 된다. 사람들은 자신의 방식대로 표현하고 살아가기 때문에 많은 갈등과 직면하게 된다. 자기를 아는 만큼 남도 알게 되고 그랬을 때 관계에서도 자유로움을 맛보고 성숙하게 된다. 지금까지 살아오면서 스스로 어떤 방향과 어떤 모습으로 자기를 형성시켜 왔

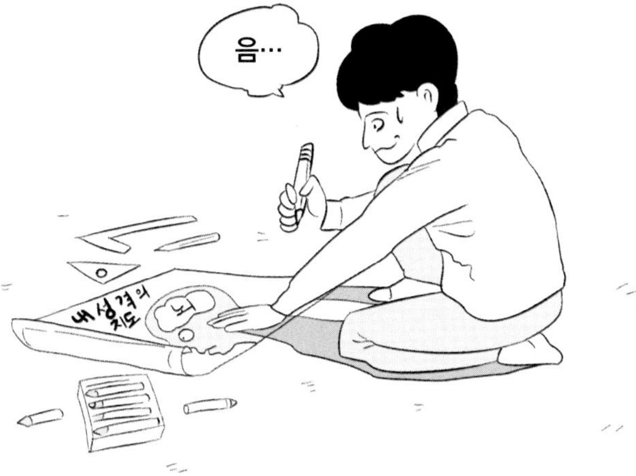

는가? 어떠한 모습으로 살아가길 바라는가? 준비단계에 있는 당신이 아직도 술만 끊으면 되지 뭘… 이라는 생각을 하고 있다면 다시 한 번 생각해 보라!

회복하는 데 있어 술로 인해 만들어진 누더기 옷을 걸치고 언행불일치의 생활을 하고 있다면, 결국 반쪽짜리 단주밖에 되지 못한다는 사실을… 그간 살아온 세상은 변하지 않는다. 타인을 변화시킬 수 없다. 단지 내가 바뀔 뿐이다. 나의 변화를 위해 항상 깨어 있어야 한다. 이것이 현재에 존재하는 것이라면 지금 가장 먼저 할 수 있는 것은 지금에 머물고 나의 생각, 감정 그리고 행동을 있는 그대로 바라보는 것이다. 우리의 목표는 내가 변화할 수 있도록 나의 지도를 제대로 읽는 방법을 배우는 것이다.

57 9가지 성격 유형 중 자신의 스타일을 찾아라

에니어그램은 사람을 9가지 유형으로 분류할 수 있으며, 어떤 사람이라도 그중 하나의 유형에 속할 수 있다고 본다. 사람을 9가지 유형으로만 구분, 획일화해 놓은 것이 아니라 그 유형들에 강점과 보강해야 될 단점이 함께 내포되어 있고 성장하기 위한 방향을 제시한다. 내 안에는 어느 정도 9가지 유형이 모두 내재되어 있다. 그 유형들을 탐색하고 자신 안에서 어떻게 작용하는지 알게 됨으로써 인간에 대한 이해와 사랑을 갖게 될 것이다.

유형	특 성
1번 개혁가	원칙적이고 목표가 분명하며 자신을 잘 통제하고 완벽주의 기질이 있다.
2번 조력자	다른 사람의 환심을 사고자 하며 다른 사람의 필요를 충족시키고 소유욕이 강하다.
3번 성취가	목표를 달성하고자 노력하며, 사람들로부터 칭찬과 존경받기 위해 자신의 이미지에 관심이 많다.
4번 개인주의자	자신의 감정 표현에 솔직하고, 자신의 내면에 빠져 있으며 변덕스럽다.
5번 사색가	지각력이 있고 창의적이며 혼자 떨어져 있기를 좋아하고 자신의 마음을 잘 드러내지 않는다.
6번 충성가	책임감 있고 의심과 불안이 많고 사람들에게 호감을 준다.
7번 열정가	다재다능하며 정열적이 될 수 있고 충동적이고 인내심이 없을 수 있다.
8번 도전가	자신감 있고 결단력 있으며 고집스럽고 사람들과 맞서기를 좋아한다.
9번 화합가	조화로움, 긍정적인 상호존중을 추구하며 갈등과 긴장, 원한과 같은 감정을 싫어한다.

다음은 다사랑병원 프로그램 에니어그램 상에서 중독과 관련된 비율이 높은 유형들 3가지를 소개한다.

58 천상천하 유아독존(天上天下唯我獨尊)

4번 유형

"거울 속에 보이는 아름다운 내 모습, 나조차 눈을 뗄 수 없어~ 세상에 어떤 예쁜 꽃들이 나보다 더 고울까~" 나를 표현해 주는 노래. 나는 말이야, 특이하고 아름다운 것을 보면 집착하는 경향이 있어. 섬세한 감성으로 똘똘 뭉친 나는 합리적인 것보다는 아름답고 심오한 의미를 추구해. 나의 취향에 있어서만큼은 자신 있거든. 어떤 상황을 누구보다 잘 표현해 낼 수 있는데 다른 사람들은 지루하다, 핵심이 뭐냐면서 면박을 주기도 하지만, 난 괜찮아. 존재하는 것만으로도 특별하니깐. 그렇지만 가끔은 다른 사람들에게 비춰지는 내 모습에 신경을 많이 써. '어떤 행동을 해야 내가 원하는 이미지를 다른 사람에게 심어 줄 수 있을까?' 하면서 말이야. 어떤 사람은 첫인상이 기억에 남는다고 해. 내가 좀 외모에 신경을 많이 쓰거든, 독특한 모습으로 다른 사람들 눈에 잘 띄기도 하나봐. 그래서 거리를 두는 사람도 있지만, 나는 사람들하고 친해지고 싶은 게 사실인걸, 내가 얼마나 감수성이 풍부한지, 다른 사람들을 얼마나 세심하게 챙기는지, 나를 아는 사람이라면 나의 매력에 푹 빠질 거야~. 그렇다고 언제나 화창할 때만 있는 것은 아니지, 한번 우울해지기 시작하면 끝도 없이 나락으로 떨어져 버려. 그때의 내 기분은 아무도 모를 거야. 비 오는 날에 포장마차에서 쇠주한잔~ 캬아~ 얼마나 멋져~, 나는 무엇보다 감정을 중요시하는 사람이니까. 그러다 보니 술이라는 친구와 뗄래야 뗄 수 없는

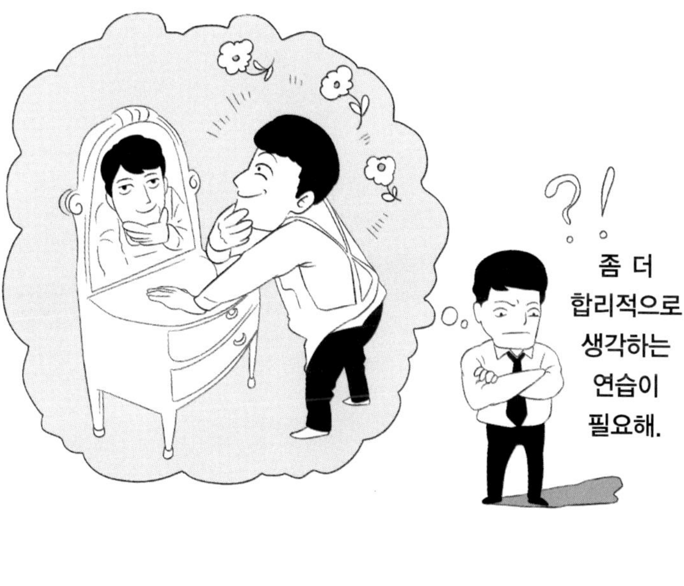

지경에 와 버렸지. 그 누구도 이해하지 못한 나를 술이라는 친구는 이해를 해주었거든, 이해받고 싶은 마음으로 택한 술이라는 친구는 나날이 나의 모든 것을 빼앗아가 버렸어. 그때 당시에는 특별한 관계라며 자부하고 있었지만, 주위의 싸늘한 시선 견디기 힘들었어. 그래서 결심했지, 변화하기로!

지난날의 나로부터 회복되는 길은 현재생활에 충실하고 나도 다른 사람들과 비슷한 사람이라는 것을 이해하는 것이야. 그리고 진정한 내 모습은 상상 속에서 만들었던 것보다 훨씬 아름답고 만족스러운 존재라는 것을 받아들여야 한다는 것을…

59 내 영역 침범하는 자, 가만두지 않겠어

8번 유형

나는 어렸을 때부터 정의감에 불타올라 사회적 약자 여럿을 구해 왔다. 술 마시고 들어와 엄마에게 화풀이하는 아버지의 모습에, 어린 나는 꼭 어른이 되면 함부로 힘쓰는 아버지를 가만두지 않겠다는 생각을 했다. 옆집 혼자 사시는 박씨 할머니도, 양부모님 다 잃은 최 아무개도, 다리가 불편한 김 아무개도 처지가 안타까워 우리 엄마처럼 내가 도와줘야겠다는 생각이 들었다. "그 사람들은 약한 존재니깐 정의로운 내가 도와줘야 해." 이랬던 내가 점점 변해가더라. 아무리 내가 배려하고 양보하고 정의롭게 살려고 해도 그만한 대우는커녕 자존심만 무너지고 이렇게 살아서는 안 되겠다는 생각이 들었다. 나의 영역을 지키기 위해 나는 모든 것과 싸

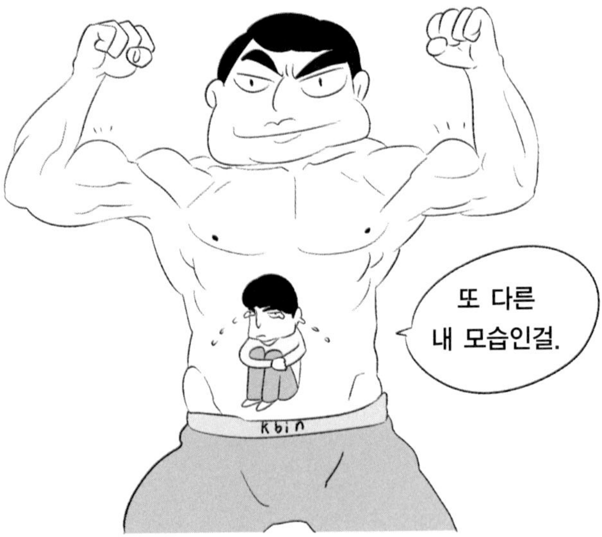

워야 했다. 나는 강해져야 했다. 그렇지 않으면 다른 사람에게 당하게 된다. 나의 결심과 술이 주는 힘은 묘하게도 조화를 이뤄 누구도 내 앞에서 함부로 행동하지 못하도록 만들어 주었다. 내가 원하는 것을 얻기 위해 규칙을 위반하기도 했고, 명령을 받기보다 명령하는 것이 훨씬 나았다. 어쩌면 나에게는 힘이 생기고 있다는 이야기인데, 이거야 말로 내가 원했던 삶 아닌가?! 그 누구도 나를 침해할 수 없는 상태, 그럴수록 나는 내 힘을 마음껏 휘둘렀다. 나와 함께했던 친구들도 처음에는 자기 일인 것처럼 신경써 주는데 힘을 쓰더니, 점점 나를 피하는 모습들이 나타났다. 주변 사람들이 나를 떠나가고 등을 돌리는 것은 너무도 두려운 일이다. 이런 것은 남들에게 들키고 싶지 않은 모습이었는데, 나의 상처를 닫아 버리고 아무렇지도 않은 것처럼 행동하는 것은 해결책이 될 수 없어. 다른 사람들에게 가까이 가기를 원하고 그들을 사랑하고, 나에게 중요한 사람이라는 것을 알도록 나의 감정과 자주 접하는 기회를 갖고 표현하도록 노력해야겠어.

60 세월이 약이겠지요

9번 유형

머리 위로는 푸른 하늘에 구름이 떠가고, 내 몸은 이렇게 누워 있으니, 온 세상이 평화롭게 보입니다. 더 이상 무엇을 바라겠습니까? 있는 듯 없는 듯 조용히 살다가 가야지, 어지간히 주목받는 것을 싫어하는 나는 9번 유형입니다. 그렇지만 소란스러워지면 무척이나 신경쓰이지요. 얼마 전의 일입니다. 김씨와 이씨가 싸우고 있었습니다. 처음에는 별 것 아닌 줄 알고 무관심하다가 멱살을 잡고 싸우더라구요. 그대로 둬서는 안 되겠길래 김씨에게 가서 이씨 집안 사정을 이씨에게 가서 힘들 때마다 김씨에게서 도움 받은 일에 대해서 이야기하며 달랬습니다. 친구들 사이에서 평화유지군 역할을 담당하는 사람은 나이지요. 누구든지 나에게 성격 좋다고 이야기합니다. 그런 나에게도 말 못할 사정은 있지요. 좋은 게 좋은 거라고 NO라고 못합니다. 그러다가 내 안에서 묵혀놓고 감춰뒀던 분노가 활화산처럼 터집니다. 제 마음만 초토화가 되지요. 주변에서는 눈치 못 챌 정도로. 그러다 보면 어느새 쌓여만 가는 술병들… 현실이 나에게 문제 해결하기를 강요할까봐 두렵기도 하지만 어쩌면 그런 것은 나에게 중요하지 않아요. 나는 별로 신경쓰지 않아요. 어떤 상황에서든 다른 사람의 상황과 의견만을 고려했기에 나의 상황과 의견은 내 스스로가 무시했었어요. 이러한 마음의 습관 때문에 내가 원하는 것이 무엇인지 알기 어려웠지요. 그렇지만 내가 원하

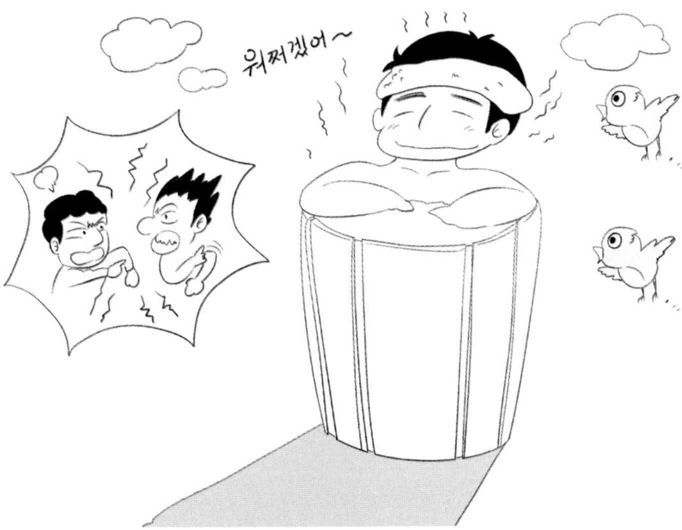

는 것이 무엇인지 알려는 노력과 그것을 따르는 것을 두려워하지 않는 노력 끝에 나는 NO라는 말의 의미를 새롭게 배웠습니다. 나중에 후회하는 것보다 그 자리에서 표현해도 별다른 일은 일어나지 않았으니까요.

치유명상

명상을 통해 긴장과 불안을 감소시켜 몸과 마음이 안정된다.

간단하게 혼자 할 수 있는 명상법을 배워 생활의 긴장과 불안을 감소시킨다.

61 명상-잃어버린 나를 찾아 떠나는 여행

오랜 중독적 습관은 점점 더 자기 자신과의 관계를 단절시키며, 점점 더 혼란의 늪에 빠져 중독 대상에 집착하게 만들어 결국 나를 잃어버리게 됨으로써 어둠 속을 헤매게 한다.

회복의 여정은 중독 대상에서 과감하게 벗어나 진정한 내 자신과의 만남을 통해 잃어버린 나를 찾아가는 과정이다.

올바른 회복을 위해 AA에서 제시하는 12단계 중 11단계는 "기도와 명상을 통해서 우리가 이해하게 된 대로의 신과 의식적인 접촉을 증진하려고 노력했다. 그리고 우리를 위한 그의 뜻만 알도록 해주시며, 그것을 이행할 수 있는 힘을 주시도록 간청했다."이다. 이는 회복에 있어 명상 실천의 중요성을 강조하고 있다.

명상은 마음을 집중하여 고요하고 깊게 사유하는 것이며

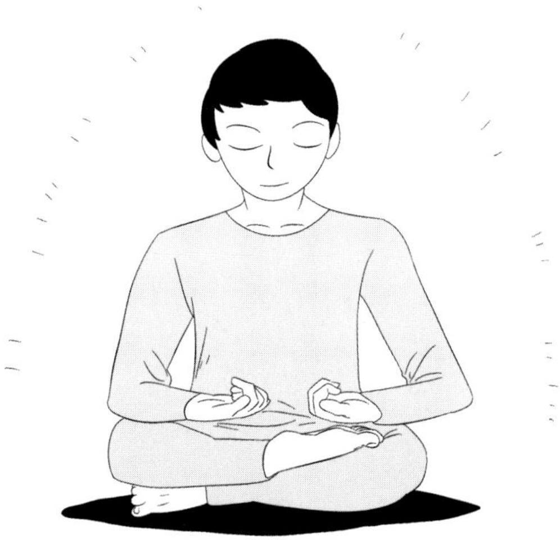

마음을 비우고 사물을 바라보는 것이다. 마음이 고요하면 단편적이거나 기만적인 어떤 생각도 자라지 못하며 어떤 이기적 충동도, 어떤 원한도, 어떤 적대감도 자라지 못한다.

이를 통해 자기 자신을 온전히 만나고 경험하며 알아가는 것이며, 마침내 치유(회복)를 경험하게 됨으로써 태초 존재했던 온전한 나 자신으로 회복하게 된다. 마침내 중독으로 인한 고립된 관계에서 벗어나 나 자신과 타인, 나아가 세상, 신(우주적 존재)의 마음과 눈으로 세상을 보는 것이며 당당히 그 일부로서 관계할 수 있게 된다.

62 지금-여기에 굳건한 닻을 내려라

호흡명상

중독은 자신의 중심을 잃고 외부대상에 휩쓸려 헤매는 과정이다. 결국 사고, 감정, 행동의 통제기능을 서서히 잃어가는 결과를 낳는다. 초기 회복과정에서 맞닿는 문제는 외부대상에 휩쓸려 결국 자신을 붙들어 둘 곳(의지)을 쉽게 찾지 못하고 헤매는 모습을 경험함으로써 더 큰 두려움을 느끼게 된다. 마치 닻이 약한 배가 폭풍에 정처 없이 휩쓸리는 모습처럼…

이럴 때 도움을 받을 수 있는 대상이 있다면 다행히 그 대상을 붙들고 위기를 넘겨 보겠지만 자칫, 평생 그 대상에 메이는(집착) 결과로 이어질 수 있다(대체중독).

자! 이럴 때 내 자신 안에 굳건히 자리하는 닻을 내려 보

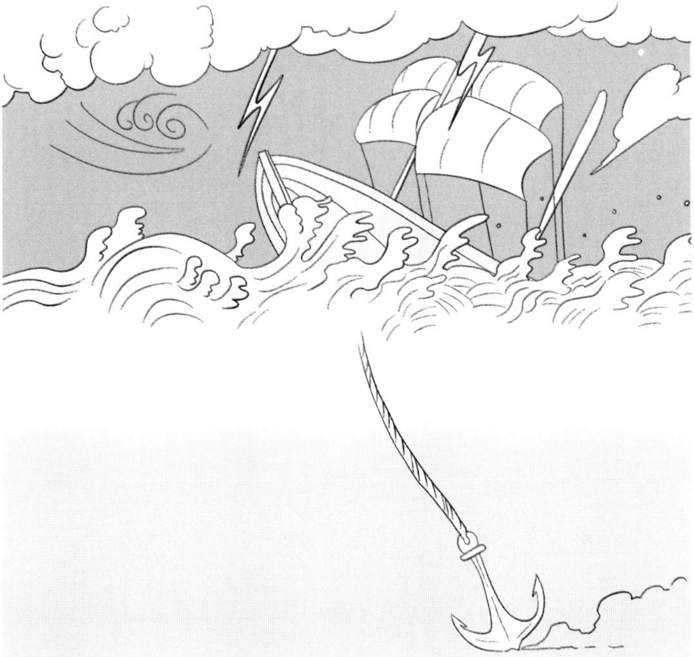

자. 명상은 그런 내 자신을 만나는 과정이다.

명상수련의 핵심이라 할 수 있는 호흡은 지금-여기에서 일어나는 과정으로 미래나 과거가 아닌 현재에 온전히 존재할 수 있는 힘을 얻게 된다. 또한 호흡은 내면세계와 외부세계를 이어주는 연결점으로 모든 생명체와 한층 가까워지는 (친밀감) 체험을 하게 해준다.

이 호흡명상은 산란한 마음을 한곳에 집중시키는 것이 특징이며 불안이나 긴장을 손쉽게 조절할 수 있다. 깊은 호흡은 잠들어 있는 내면세계의 평온감과 주의집중력을 비상하게 발달시키는데, 이에 수반되어 일어나는 감각을 느끼면 영성이 깊어지고, 이것은 내면의 깊은 의식과 연결되어(닻을 내려) 심신의 안정을 가져다줌으로써 자연스럽게 치유로 이어진다.

자! 깊고 자연스럽게 아랫배의 배꼽 밑에까지 깊은 심호흡을 반복하면서 그 호흡을 바라보라.

63 늘 깨어 있음으로 중독적 습관에서 벗어나라

감각, 감정, 사고, 의도에 대한 알아차림 명상

중독은 의존과 회피의 오랜 습관의 결과이며, 습관은 오랜 세월 자연스럽게 체화된 무의식적 과정이다. 회복으로의 변화를 위해서는 건강한 습관으로의 의식적 전환의 꾸준한 노력이 따라야 한다.

마음챙김(알아차림)이란 자신의 경험을 무비판적으로 수용하면서 현재의 경험들을 순간순간 명료하게 알아차림(mindfulness)으로써 마음이 무의식적 자동조정(공상)으로 빠져드는 것을 예방하기 위한 심신 수련법이다.

알아차림의 작용에 의해 네 가지 대상인 몸(호흡, 동작, 신체감각 등), 느낌(즐겁고 괴로운 느낌 등), 마음(생각, 의도, 탐욕,

분노 등), 그리고 법(몸과 마음의 근본적 특성)을 관찰함으로써, 잘못된 욕망과 고통으로 이어질 수 있는 습관으로부터 벗어날 수 있는 새로운 시야를 제공한다(지혜).

이러한 수련을 통해 집중력과 알아차림의 능력이 향상되면, 일상적인 의식상태에서는 인식할 수 없는 미세한 몸과 마음의 작용에 대해 보다 분명하고 즉각적으로 알아차릴 수 있게 되며, 적의 침입에 대비한 첨단의 레이다 장치를 내 안에 확보하게 됨으로써 스스로 자신의 삶에 대한 통제능력을 갖게 됨으로써 잘못 형성된 무의식적 습관에서 자유롭게 된다.

알아차림 명상의 효과적인 수련을 위해서는 다음과 같은 7가지 자세가 따라야 한다.

① 판단하지 마라.

② 인내심을 가져라.

③ 초심을 유지하라.

④ 믿음을 가져라.

⑤ 너무 애쓰지 마라.

⑥ 수용하라.

⑦ 내려놓아라.

64 피할 수 없다면 즐겨라

스트레스! 재발의 위기 or 성장의 기회

중독에서 회복하는 데 있어서 스트레스는 재발을 유인하는 강한 걸림돌이다. 과거 스트레스에 부딪치면 주로 술로 쉽게 해결해 왔기 때문이다.

살아가면서 스트레스는 항상 우리 주변에 존재한다. 또다시 (과거처럼 술로) 회피할 것인가. 맞서 싸울 것인가. 회피를 선택한다면 과거처럼 결국 술로 이어지기 쉽고, 맞서 싸운다면 자칫 무너져 결국 술로 이어질 수 있다. 실제로 투쟁-아니면 회피 방식에 의해서 일어난 모든 심리적 변화들은 스트레스를 일으키거나 악화시킬 수 있다. 이럴 때 어떻게 해야 할까?

차라리 지금까지와 다른 방식으로 대응해 보는 것은 어떨까? 명상은 이를 위해 매우 도움이 될 수 있다.

그것은 스트레스에 자동적이고 무의식적으로 반응하지 말고 깨어 있는 마음으로 대응하는 것이다. 대응하는 방법의 첫째는, 외부의 자극을 긍정적인 자세로(나를 성장시키는 기회) 대하는 것이고, 둘째로 불편함이나 아픔 같은 강한 감정이 일어날 때 그것을 판단하지 말고 단지 깊은 심호흡과 함께 떨어져서 지켜보는 것이다(감정 · 감각 · 사고 · 의도에 대한 통찰명상). 때론 너무 강한 스트레스가 계속될 때는 잠시 호흡과 함께 한 걸음 한 걸음 천천히 걸으며 부정적인 에너지를 풀어내는 방법(걷기명상)도 좋다. 지금까지와 전혀 다른 방식으로 스트레스를 대하고 있는 것(적극적 수용)을 경험하게 될 것이다.

피할 수 없다면 즐겨라. 스트레스가 나를 또다시 삶 앞에 처절히 무너지게 하는 재발의 위기가 될 것인가? 아니면 나를 성장시키는 기회로 맞아들일 것인가?

단주하면서 유념해야 할 것들

가지치기 집단치료

퇴원 후 관리

가지치기 집단치료

중독의 근본 문제들을 이해하고 해결하는 노력을 뿌리집단 치료에서 다룬다면, 가지치기 집단은 중독으로 인하여 가지 뻗친 문제나 사소하고 예기치 못한 문제들을 토론형식으로 다룸으로써 단주 생활의 장애물을 극복한다.

65 술 끊고 외로운데 여자나 사귈까?

"이제 술 끊고 나와서 장가나 가라!" "애가 너무 외로워서 술을 마셨으니 퇴원하면 빨리 장가부터 보내야겠다. 그러면 저절로 술도 안마시고 살 것 아니냐!" 주변사람들은 흔히들 치료 중인 알코올 의존자들에게 충고하듯 이렇게 말한다. 음주자들도 이에 편승하여 '이제 술도 안 마시고 심심하고 외로우니 여자나 사귀어야겠다.' 라고 흔히들 생각한다. 심지어 치료진이 원내 이성교제에 대해서 늘 감시하고 주의를 주건만 어느새 원내에서 이성교제를 하기도 한다.

우리는 치료후 이성교제에 대해서 두 가지 측면을 생각해 보아야 한다.

하나는 건강한 이성관계를 통해서 성공적인 결혼 관계로 발전시킬 준비가 되어 있는지의 문제다. 건강한 이성관계는

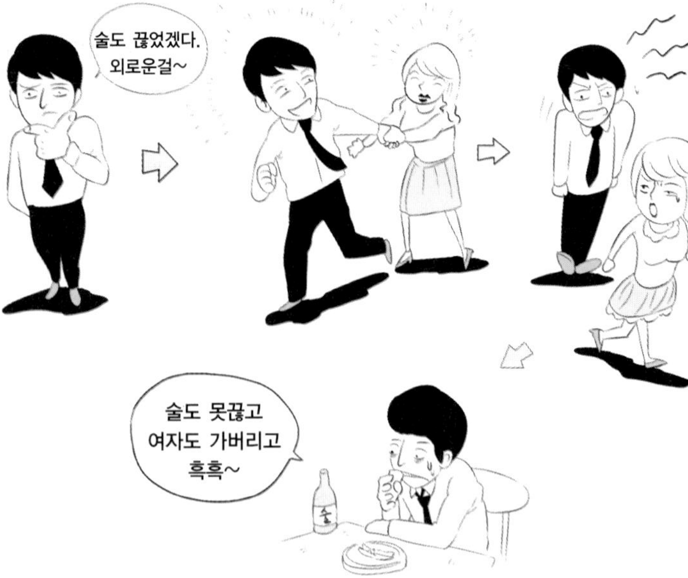

오랜 기간을 거치면서, 상대의 외적인 멋, 신체적인 건강, 교양이나 지적인 상태, 성격적인 행동과 태도, 경제적인 능력 등을 고려하면서 서서히 발전한다. 교제과정에는 상대에 대한 관심과 이해, 배려, 신뢰 등이 필요하고 감당하기 어려운 심적 에너지와 스트레스가 따르기도 한다. 그래서 이러한 건강한 이성교제를 성공적으로 이끌어낼 수 있으려면 심리적인 안정뿐만이 아니라 사회 직업적인 안정이 선행되어야 하며, 그렇지 않으면 대부분 감당하기 어려운 스트레스로 인해 재발하기 십상이다.

다른 하나는 중독적 관계, 즉 성중독에 의한 이성관계 문제다. 가끔은 소위 아무것도 따지지 않고 '한눈에 반해서 사귄다' 라고 하는 사람들이 있다. 이들은 대부분 부적절한 성적인 끌림에 의해서 그렇게 되기 십상이다. 이것은 곧 중독적 관계를 의미한다. 우리 알코올 의존자들은 술에 대한 중독의 빈자리를 다른 행동이나 물질로 대체해서 쾌락을 유지하려고 하는 대체중독에 빠지는 경향이 있다. 대표적인 것이 앞뒤 아무것도 보지 않고 만나서 쾌락을 나누는 이성관계인 것이다. 이런 이성에 대한 대체중독이야 말로 여전히 건강한 삶을 파괴하는 덫인 것이다.

66 이제 무슨 재미로 살까?

오랫동안 술을 마셔온 사람들이 건강을 되찾고 나면 '술을 끊기는 끊어야겠는데 술을 끊고 나면 무슨 재미로 사나?' 라고 생각하면서 자신감을 잃게 되고 다시 조절음주를 생각하게 된다. 이런 생각이 단주의 결심을 흐트러뜨리거나, 또는 처음부터 단주의 결심을 감히 하지 못하게 방해하기도 한다.

그렇다면 술을 끊은 많은 사람들은 술을 끊고 무슨 재미로 살까? 대부분의 단주자들은 건강을 되찾고, 사랑하는 사람들과 관계를 회복하고, 자기 자신이 새롭게 할 일을 찾게 되면서 감사하게 되고 즐거움을 얻는다고 말한다. 자신의 내적인 사고의 틀에 잡혀서 '난 술을 끊으면 재미없어서 못 살 거야' 라고 생각해서 그렇지 술을 마시지 않고 재미있게 지낼 수 있는 활동은 얼마든지 많다.

우선 병원 주변에서만 보더라도 축구를 즐기는 사람, 족구를 즐기는 사람, 당구나 탁구를 즐기는 사람, 등산에 취미를 붙이는 사람, 바둑이나 장기를 두는 사람, 화초나 채소를 가꾸는 사람, 독서를 하거나 음악을 듣는 사람, 저마다 나름대로의 취미를 가지고 즐겁게 살고 있다.

요즈음 주위를 둘러보면 각 지자체마다 지역민의 편의를 위하여 곳곳에 공공운동시설이나 편의 시설들이 들어서고 있다. 단지 우리가 아직 과거의 음주생활에서 아직 마음가짐이 벗어나지 못하고 있을 뿐이다.

자 이제 주위를 둘러보자. 내가 이용할 만한 취미나 재밋거리의 콘텐츠는 얼마든지 있다. 당신의 선택만 필요할 따름이다.

67 치욕스러운 병원, 다시는 근처도 가지 말자?

대체적으로 치료를 잘 받던 환자들 중에도 퇴원 무렵에 의외의 폭탄발언을 하는 이들이 있다. 바로 '다시는 병원 근처에 얼씬도 하지 않겠다.' 라는 선언이다. 이러한 각오가 다시는 술을 마시지 않겠다는 굳은 결심에서 나온 것이라면 그래도 다행스러운 일이지만, 그렇지 않고 병원생활이 단지 지긋지긋해서 다시는 오고 싶지 않다는 단순한 소망에서 나온 거라면 위험스러운 태도가 아닐 수 없다. 왜냐하면 퇴원 이후에 어떠한 이유가 되었든 병원을 멀리할수록 재발을 잘하는 경향이 있기 때문이다.

모든 병을 병원에서 완벽하게 치료하고 퇴원하게 하는 병원은 없다. 충분하지는 않더라도 퇴원 이후에 어떻게 통원치료하자든지, 어떻게 추적검사를 해보자든지, 가까운 병원에서 계속 치료를 하자든지 하는 향후 치료방향을 정하고 처방한다. 일반적인 병이 이런데 하물며 알코올 의존은 완치라는 판정도 없을 뿐만 아니라 다른 어떤 병보다도 재발을 잘하는 병으로 알려져 있다. 그렇다면 병원과 치료진을 멀리하기보다는 더욱 자주 이용하면서 약물치료도 받고, 치료자들과 상담도 하고, 동료환우들도 만나고, 병원에서 제공하는 사후관리 프로그램도 따르면서 자신의 음주유혹에 대한 경계심을 늦추지 않아야 한다.

병원에 입원하거나 강제로 온 것이 치욕스러워 다시는 입원하고 싶지 않다면 재발을 하지 않는 것이 최선의 선택이다. 그러려면 병원을 멀리하기보다는 누구보다 가까이하면서 도움을 받는 것이 필요하다. 재발을 하고도 병원을 거부한다면, 결국 폐인이 되어 쓸쓸히 사회에서 퇴출될 수밖에 없다.

68 옛날 만나던 친구들은 그대로 만나도 되나?

알코올 의존으로 치료받고 뛰어넘어야 할 첫 번째 관문은 단연 자신이 중독되었음을 받아들이는 것이고, 두 번째 관문은 조절음주를 하지 않고 확실한 단주생활을 하겠다는 다짐을 하는 것이다. 그 다음으로 통과해야 할 관문 중의 하나는 옛날의 술친구들과의 관계를 새롭게 설정하는 것일 것이다. 이 말은 옛날의 방식으로 술친구들과 그대로 어울리며 가까이 지내지 않아야 한다는 뜻이다. 즉, 술을 마시지 않는 사람들을 새로 사귀든지 술을 마시지 않겠다는 의지와 태도를 명확히 표명하며 새로운 관계설정을 해나가야 된다는 뜻이다.

그러나 이러한 행동의 실천은 그리 쉬운 일은 아니다. 술 문제는 대개 수십 년에 걸쳐서 서서히 진행해 왔고, 친구들

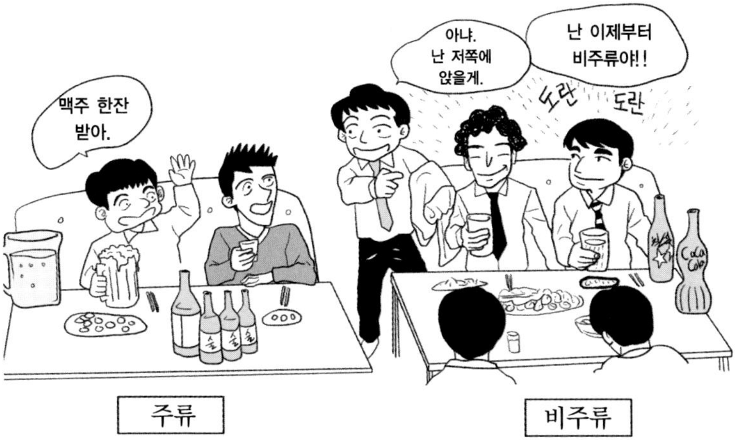
맥주 한잔
받아.
아냐.
난 저쪽에
앉을게.
난 이제부터
비주류야!!
도란
도란
주류
비주류

역시 그 오랜 기간 동안 함께해 왔다. 이러한 오래된 생활방식을 바꾸는 행동에 대해서 어떤 사람은 지금껏 '오른손잡이로 살아온 사람이 마치 왼손을 사용하면서 사는 것과 같이 어색하고 힘든 일'이라 표현하기도 한다. 맞는 말이다. 힘들고 어색하기 때문에 사람들이 그대로 살려고 한다. 이렇게 해서 재발하는 것이다.

친구들이나 주변사람들은 나의 술 문제에 대해서 나만큼 절실하지 않기 때문에 태도를 분명히 하지 않으면 술을 권한다. 나보다도 심각한 술 문제를 가진 친구들조차도 술 문제에 대한 인식이 없으면 그대로 술을 즐기면서 나를 유혹한다. 내 인생의 주인공은 나 자신이다. 인간은 사회적 동물이라고 한다. 단주생활을 하는 친구들과 사회생활을 하면서도 방심하면 재발을 하는데, 하물며 술친구들과 어울려 생활하면서 '자신의 의지로 단주생활을 하겠다' 외치고 다니는 자들 중에 단주에 성공하는 사람은 아직 거의 없는 것 같다.

술친구들과는 단주의 신념을 분명히 밝히고 유흥을 즐기는 관계가 아닌 건전한 관계를 새로 설정해 나가야 할 것이고, 가급적 단주생활자들과 관계를 넓힐 뿐 아니라, 새로운 사회관계는 비음주자로서의 정체성을 가지고 사귀는 원칙을 분명히 해야 할 것이다.

69 끊겠다는데, 믿어주지 않으니 원!

단주생활 초보자들로부터 가끔은 "내가 이렇게 단주생활을 하려고 노력하고 있고, 추호도 술 마실 생각을 하고 있지 않은데 가족들이 도대체 믿어 주지를 않으니 원…" 라는 말을 종종 듣는다. 자신의 관점에서는 맞는 말일 수 있다. 정말로 지금은 술을 마실 생각을 하지 않고 있고 단주에 대한 의지도 강하게 충만되어 있을 수 있다. 그러나 뒤집어서 가족들의 입장에서 한번 문제를 바라보면 어떨까? 이번의 결심이 진심일지 몰라도 다른 때 내가 얼마나 수없이 술을 끊고 다시는 마시지 않겠다고 해왔는가? 그리고 그 말을 잘 지켰는가? 지금의 말은 그때의 말과 어떤 점에서 다른가? 여기에는 좀더 지켜봐야 하는 시간의 개념이 필요한 것이다.

가족들은 과거의 경험에서 수없이 술을 끊겠다는 거짓말

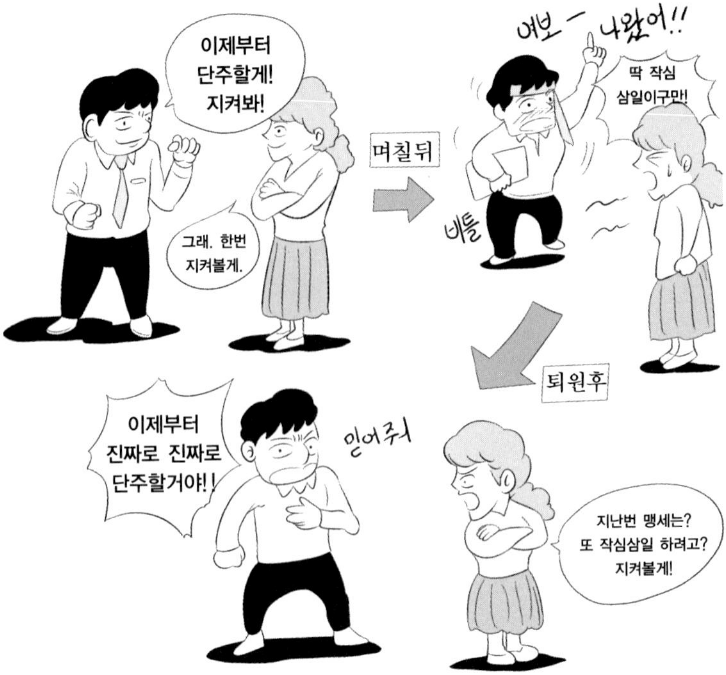

을 들어 왔기 때문에 지금의 다짐도 과거의 다짐과 같은 말로 들을 수 있다. 그렇게 보면 현재의 말과 과거의 말이 다른 점이 없을 것이다. 사람들은 일반적으로 과거의 경험에서 그 사람의 말을 신뢰할 수도 있고 신뢰하지 않을 수도 있다. 이런 신뢰는 전적으로 과거 자신의 행동에 달려 있다고 말할 수 있을 것이다. 그렇다면 이렇게 믿어 주지 않은 가족들의 태도는 역시 자신이 만들어 낸 결과물이다. 지금 이렇게 불신을 초래한 원인이 과거의 자신의 행동에 있다면 우리가 신뢰받을 수 있을 때까지 시간이 필요한 것이다.

다른 것은 몰라도 사람들의 신뢰는 구걸할 수도, 요구할 수도 없는 것이다. 단지 반복적인 행동으로 다른 사람으로 하여금 자연스럽게 느끼도록 하는 것밖에 없다. 그런데 수십 년 음주하고 거짓말을 반복해 왔다면 적어도 몇 달이 아닌 1년, 2년 단주생활을 해보고 믿느니 안 믿느니 말해야 한다. 더군다나 '자신을 믿어주지 않는다' 고 화내고 음주를 해버리겠다 협박을 한다면 신뢰는 한동안 더욱 멀어지게 될 것이다.

퇴원 후 관리

퇴원 이후 단주 유지 및 회복을 위해 유념해야 될 사항과 어려움을 점검하는 시간. 음주 관리와 몸관리, 생활관리가 포함된다.

70 혼자는 외로워

재활, 사후관리의 의미와 필요성

단주생활을 하다 보면 많은 변화가 생기게 된다. 물론 대부분이 좋은 변화이기도 하지만 시간이 흐르면서 빈 시간들이 많이 남게 되고, 술친구들을 더 이상 가까이 하지 않으면서 심심하고 외롭다고 느끼게 된다. '술을 안 마시니까 좋기는 하지만 인생의 즐거움은 없고 공허하다는 회의감이 들더라.' 라고 이야기한다.

술에 집중했던 시간들, 술친구들의 빈자리를 어떻게 채우면 좋을까?

회복자들은 단주 모임을 통하여 단주 회복동지들이나 협심자들, 그리고 단주를 돕고자 하는 가족, 병원과 함께할 것을 권유한다. "모임이 없고, 또한 특별한 일이 없더라도 차

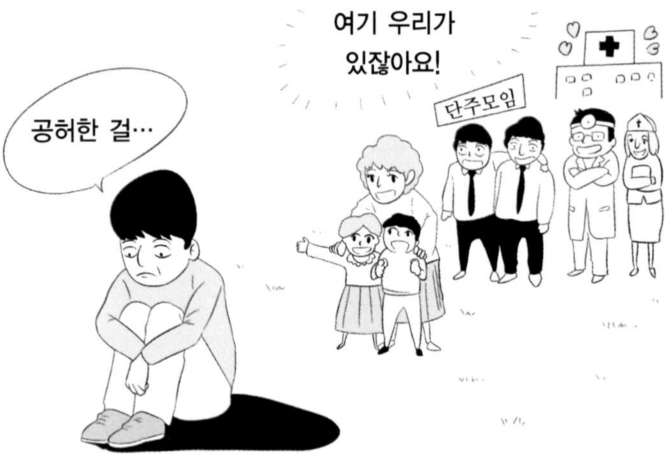

라리 병원에 와서 단주 동지와 커피 한잔을 마시고 대화를 나누는 것이 초기 회복하는 동안에는 큰 도움이 된다. 더군다나 모임에서 듣는 회복자들의 경험담은 일종의 영적 양식인 것이기도 하다."라고 얘기한다.

단주를 혼자 하다 보면 초기에 '술만 안 마시면 모든 것이 다 잘될 것이다.' '그동안 몸도 좋아졌으니 한잔쯤이야 조절할 수 있을 거야' 라고 방심하게 되고, 그러다 보면 자기 기만적인 사고와 회복에 대한 정확한 정보의 부족 등으로 재발에 이르게 된다. 이것을 막기 위해서는 함께하는 동지들이 필요하다.

회복의 길에 혼자여서 외로운 것보다는 같이여서 행복하다는 이야기를 많이 할 수 있게 되었으면 좋겠다.

71 버드! 올 것이 왔다!

후기 금단증상 발견 알아차리기

알코올중독은 뇌의 병이다. 초기 금단 증상을 병원에서 잘 해결했다고 해서 안심하는 것은 금물이다. 뇌의 신경계 이상으로 발생하는 후기 금단 증상이 대개 금주 후 14일부터 시작되어 3개월~6개월 사이에 최고조에 달해 나타나기 때문이다. "대개 단주 1년이 되기까지는 수시로 찾아오는 것 같더라."라고 고백하는 사람들이 대다수이다. 그만큼 회복하는 데 중요한 변수인 것이다.

후기 금단 증상은 신체적뿐만 아니라 심리적 사회적 증상을 보인다. 이러한 증상은 무의식 수준에서 점차 발달하여 경고 신호가 표면적으로 떠오를 때까지 재발이 일어나고 있다는 사실을 모르게 되는 경우가 대부분이다. 이러한 경고 신호가 뚜렷해지기 전에 재발의 진행을 막는 것이 중요하겠다. 다시 말해 경계 태세를 갖추고 있다가 이러한 경고 신호를 빨리 알아차리고 대처할 수 있어야 내가 가고자 하는 회복의 진행 방향으로 나아갈 수 있다는 것이다.

만성금단증상(재발경고신호)을 알아차리고 대처하는 방법은 어떤 것이 있을까?

무엇보다 중요한 것은 안정이겠다. 안정된 상태에서 스트레스 상황 및 문제 상황을 인식하고 그 문제에 대해 교육이나 상담을 통하여 문제 해결 방법을 찾아보는 것이다.

짧게는 일주일 정도의 시간이라도 문제와 스트레스의 상황을 피하여 병원에 입원하여 위기관리를 위한 도움을 받는 것이 효과적인 방법이 될 수 있다. 문제해결 방법을 찾을 뿐만 아니라 약해진 단주 의지도 더 굳힐 수 있는 계기가 될 것이다. 더불어 필요시 교육과 재훈련, 약물복용, 적절한 영양섭취를 통하여 신체적 정신적 사회적으로 균형이 잡힌 생활로 돌아가야겠다. 그렇게 배터리 충전을 한 상태라면 "그동안 정체되었다, 손해 봤다"라는 그 기간 이상으로 더 큰 결과를 볼 수 있을 것이다.

72 초심을 기억하자

1단계 망각하지 않기

성공적인 회복이란 무엇일까? 단지 마시지 않고 있는 것만으로는 부족하다는 것은 회복자 모두가 공감할 것이다.

회복은 내려가는 에스컬레이터 위에서 뒤돌아 올라가는 것과 같다. 정지 상태로 있는 것은 불가능하다. 마시지 않는 시간들과 더불어 올바른 회복의 발달 단계를 밟아 가는 것이 중요하겠고 이를 실천하지 않고 있다면 저절로 재발에 이르게 되는 것이다.

"우리는 알코올에 무력했으며 스스로의 생활에 책임질 수 없었음을 시인합니다."(12단계 중 1단계의 내용) 중독자임을 인정하기까지 얼마나 많은 시행착오를 거치며 시간을 낭비했던가? 우리는 이러한 뼈아픈 과정을 회복 과정에서 너무

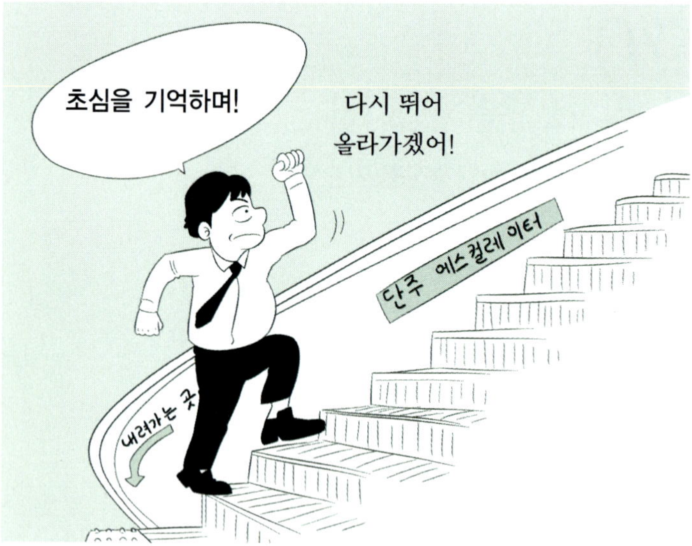
초심을 기억하며!
다시 뛰어
올라가겠어!
단주 에스컬레이터
내려가는 곳

쉽게 망각하게 되는 것 같다. 그 결과 시간이 흐르면서 또다시 술에 문제가 있음을 부정하고 합리화하게 되고, 결국은 회복의 퇴행 상태인 재발에 이르게 된다.

그러므로 우리는 회복하는 과정에서 매일매일, 하루하루를 술을 마시지 않는 것에 만족할 것이 아니라 술과 관련된 생활, 태도 대인관계를 폭넓게 둘러보는 자세가 필요하겠다.

중독증을 인식하고, 금단증상을 알아차리고, 위기를 잘 처리하며, 더 이상은 술에 의존하지 않는 생활의 패턴과 균형 잡힌 생활을 향해, 성격변화와 대인관계의 모습 개선, 나아가 영적인 성장과 발달을 위해 형식적인 점검보다는 진지

한 내 자신과의 만남을, 혼자보다는 '중독자라서 중독자에 대해서 잘 아는' 단주 모임 안에서 용기 있게 스스로를 볼 수 있기를 바란다. 그런 과정 안에서 회복을 위해 노력한다면 1단계의 초심을 망각하지 않을 뿐만 아니라 회복을 유지하고 성장해 나갈 수 있는 지름길을 만날 수 있지 않을까?

더 이상 술에 의존하지 않고 혼자서도 회복의 방향을 향해 잘 달릴 수 있는 그때까지만이라도 인내심을 갖고 실천해 보기를 진심으로 바라는 바이다.

73 어디로 가나?

긍정적 중독

'중독이라는 병에 걸려서 참 행복하다' 라는 이야기를 회복자를 통해서 종종 듣게 된다. 무슨 소리일까? 중독이라는 병은 안타깝게도 완치가 불가능하지만 회복이 가능한 질병이기도 하다. 이러한 질병으로부터의 회복을 통하여 '예전의 정처 없는 삶이 아니라, 참되고 의미 있는 삶을 살아갈 수 있게 되었다' 는 긍정적인 중독에 성공한 회복자들의 고백이라 생각한다.

'완치가 불가능하다?' 이미 생겨버린 중독성이 완치가 될 수 없다면 절망적인 이 중독을 어떻게 처리해야 할까?

나도 살고 너도 사는 긍정적인 중독에 빠져보는 것이다.

부정적인 사고, 감정, 태도에 익숙한 우리에게는 긍정적

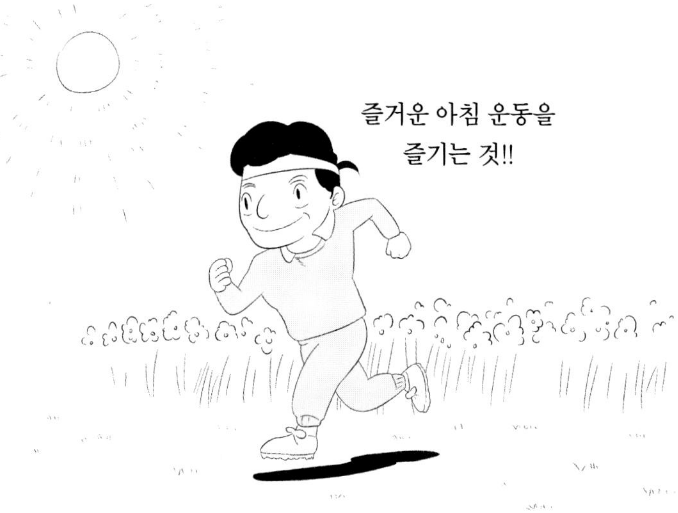

이라는 말이 다소 생소하게 느껴질 것이다. 하지만 회복하는 어느 순간 긍정적인 중독에 빠져 있는 나를 발견하게 될 것이다.

'긍정적 중독' 이라는 말을 처음으로 사용하게 된 윌리엄 글래서(William Glasser)가 제시한 긍정적인 중독에 이르는 6단계를 제시한다.

① 중독에 이를 수 있는 활동을 스스로 선택하고, 매일 1시간 정도 투자할 수 있으며 경쟁적이지 않은 일이어야 한다.

② 누구나 쉽게 할 수 있으며 잘하기 위해서 많은 정신적 노력을 필요로 하지 않는 일이어야 하며,

③ 그 일을 하기 위해 다른 사람들에게 의존할 필요가 없어야 하고,

④ 활동이 본인에게 신체적으로나 영적으로 가치 있다고 여겨지는 일이어야 하며,

⑤ 본인이 향상될 수 있다고 믿으며 스스로 나아진 정도를 느끼고 알 수 있는 일이어야 한다.

⑥ 마지막으로 자기 스스로를 비난하지 않는 활동이어야 한다.

자!~ 이제부터 한 가지씩이라도 빠져 보는 것이다. 운동이든, 명상이든, 단주모임이든, 어떤 것이라도 말이다. 그리고 긍정적인 중독 상태에 이르기 위해 젖 먹던 힘까지 쏟아 보자.

74 나 좀 도와줘

위기 상황 시 도움 요청하기

중독의 폐해 중 하나는 가족 전체가 신체적, 정신적, 사회적 피해를 보았다는 것이다.

그렇기에 회복과정에서 동반되어야 할 또 하나의 과제는 나와 가족의 술로 인한 여러 가지 피해로부터의 회복이다.

회복 과정에서 알아서 해주지 않는다고 불평, 불만을 하기보다는 신뢰와 상처 회복을 위해 가족 내의 원활한 의사소통이 필요하다. 서로 부족한 부분은 도와달라고 구체적으로 도움 요청도 해야 한다.

대부분의 사람들은 내성적이거나, 남에게 도움을 요청하기를 부끄러워하거나, 도움을 요청하는 것은 자존심이 상하는 것이라고 생각하며, 되도록 자기가 해결할 수 있을 때까지 버틴다. 버티다 궁지까지 몰리게 되고, 상황은 거의 최악에 이르기 일쑤고, 웬만해서는 회복도 힘들 지경까지 이르는 경우도 보게 된다.

도움이 필요할 땐 정확하고 확실하게 도움을 요청해 보자.

아기새가 어미새에게 입을 벌려 먹이를 달라고 요청하듯이 적극적으로 도움을 요청하자.

술 문제로 인해 나와 가족에게 피해를 주고받았었다. 회복하는 과정에서도 마찬가지로 더 이상의 피해를 반복하지 않기 위해서는 서로가 힘을 합해야 하고, 나아가 가족뿐만 아니라 나를 잘 아는 단주 협심자 및 병원에게 도움 요청을 하는 것이야말로 중독으로부터 승리하는 길이 아닐까.

명심하자! 도움을 요청하는 것은 부끄러운 일이 아니라 용기 있는 일이라는 것을!

75 중독은 중독으로 푼다. 운동이 주는 마력

헤어진 애인을 잊지 못하는 사람에게 새 애인이 생긴다면 마음을 정리하는 일이 한결 쉬운 것처럼, 중독도 마찬가지다. 술을 끊는 초기에 흡연량이 엄청 증가하는 것도 꿩 대신 닭이라고 술 대신 담배로 대체되는 현상이다. 꿩 대신 봉황이 있으니 그게 운동이다. 술 중독을 운동 중독으로 풀어 보자고 권하고 싶다.

운동을 하면 긍정적인 사고 전환이 생기고, 무엇이든 할 수 있다는 자신감이 충만해진다. 특히, 분노 감정을 갖고 있을 때 운동을 하면 그 감정에서 벗어나서 마음을 평온하게 해준다. 혈액 순환을 촉진시키고, 뇌 기능을 향상시키고, 폐활량을 늘리기 때문에 평소의 규칙적인 운동은 건강에 좋은 영향을 미친다. 규칙적인 운동은 뱃살을 빼줄 뿐만 아니라

탄력적인 몸매를 유지시켜 준다.

운동을 하면서 나 자신의 변화된 모습에 만족을 하며, 시간이 흐를수록 성취감이 생길 것이다. 하루하루가 즐겁고, 수면도 도와주며, 밥맛을 찾아주기도 한다.

개인적으로 혼자 운동을 하는 것보다 동호회나 단체에 가입해서 여럿이 함께 운동하는 것을 권하고 싶다.

개인적인 운동은 성취감과 스트레스 해소에 어느 정도의 만족감을 줄 수는 있지만, 오히려 생각의 방향이 자기중심적으로 진행될 수 있으며, 다른 사람과의 대화를 통해 쌓인 감정을 풀기보다는 그저 참거나 없애 버리려는 노력을 은연중에 할지도 모른다.

하지만 여럿이 하나의 목적을 가지고 함께 운동을 할 때 서로 간의 대화와 양보가 필요하며, 이를 통해서 사회생활에서 원만한 관계를 유지하는 데 많은 도움을 줄 것이다. 부부가 함께하는 운동이라면 금상첨화(錦上添花)다.

76 혈압을 낮추는 젓가락

"일주일 동안 물 한 모금도 안 먹고 술만 먹었어요. 깨어나면 뭐라도 먹게 해 주세요."

만취된 상태로 실려 오는 가족들의 안타까운 마음이다.

알코올은 우리 몸 머리부터 발끝까지 영향이 안 미치는 곳이 없다.

지속적인 음주로 인한 건강 악화, 영양 결핍과 잘못된 식습관으로 이중 삼중고를 겪고 있는 것이 이들의 현주소인 것 같다. 음주로 인해 미각이 둔화되어 잘못된 식습관 중의 하나가 짜고 맵고 자극적인 음식을 선호한다는 것이다. 나트륨의 과도한 섭취는 혈압 등 건강에 심각한 악영향을 미치고 있다. 고혈압은 "침묵의 살인자"라 불린다. 오늘도 우리 주위에서 혈압으로 쓰러지는 사람들의 소식을 접할 수 있다.

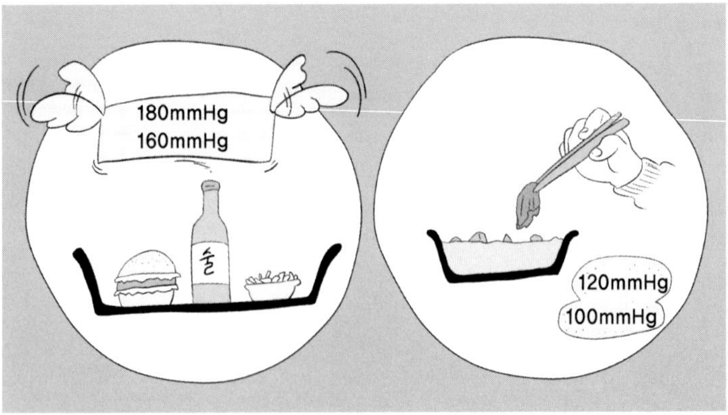

뇌졸중, 뇌출혈, 신부전, 심근경색 등은 고혈압 뒤에 따라오는 질병들이다.

고혈압은 노인들에게 많이 발생하는 질병이라고 알고 있지만 요즈음은 젊은 나이에 진단 받아도 놀랄 일이 아니다. 서구화된 식습관과 오랫동안 염장류에 길들여진 우리네 입맛을 쉽게 변화시킬 수 없는 것이다. 싱겁게 먹는 것 자체를 생각할 수도 없는 어른들도 있는 것이다. "살면 얼마나 산다고… 이왕 먹는 것 간이 맞아야 먹는 것 같지" 입맛 없는 여름날 장아찌 한입, 젓갈 한 젓가락, 그 맛을 포기하기 어려울 것이다. 술도 마찬가지로 달콤한 유혹을 이겨내지 못한다면… 우리의 소중한 생명과 바꿔야 될지도 모른다. 또한 우리네 식사 중에 국물을 빼놓을 수 없다. 국물을 다 먹는 것은 그야말로 소금식사를 하는 셈이다. 뜨거운 물로 국물을 희석하거나 젓가락으로 건더기만 먹는다면 소금의 양을 절반으로 줄일 수 있을 것이다. 젓가락 식사는 빨리빨리 식사로 과식까지도 교정해 주는 일석이조인 셈이다. 고혈압은 조절해야 되는 병이므로 약물과 함께 좋은 식습관으로 꾸준히 노력해야 한다.

'내가 마시고 먹는 것이 나를 만들고, 내가 나의 건강을 책임져야 함을 잊지 말아야 될 것이다.'

77 봉사를 통해 샘솟는 엔돌핀

며칠째 물이라고는 구경도 하지 못한 채… 술 냄새, 땀 냄새, 뒤범벅이 되어 실려 오는 사람들… 금단증상으로 병실인지 화장실인지 구분 못하고 볼일 보는 사람들… 이 역겨운 냄새들은 보는 이로 하여금 뒷걸음치게 하고 손이 저절로 코와 입을 막게 한다.

하지만 그런 중에도 조용하게 손을 내미는 동료가 있다. 자신의 몸을 씻듯 정성스럽게 씻기고 깨끗한 옷으로 갈아입히고 식사를 챙기는 따뜻한 손길이 있다. 비록 몸은 힘들지만 잠시나마 많은 생각들을 하게 될 것이고, 그의 모습을 보면서 진정한 자신을 만날 것이다. 그들을 챙기는 동안 자신이 필요한 사람임을 느끼고 잔잔한 행복감과 평온함을 느낄 것이다. 반면, 혹시나 그 일이 자신에게 올까 눈치 보면서,

자신의 병실로는 배정해 주지 말라고 여러 가지 이유를 들어 설명하는 이들도 있다. 이런 모습이 당연한 것인지 모른다. 하지만 자신의 겉모습만 보면서 진정한 내면을 들여다볼 수 있는 소중한 기회를 놓쳐 버릴 수 있다.

봉사란?

특별한 사람이 하는 것이 아니고 방법이나 절차가 정해진 것도 없다. 처음에는 어색할 수 있고 타인을 의식하게 되고 그것을 알리고 싶어 할 수도 있다.

하지만 자신만의 독특한 방법으로 누군가를 위해 진정으로 봉사한다면 예전에는 생각지도 못한 마음의 평화를 경험하게 될 것이다. 진정한 봉사란? 보상을 기대하지는 않지만 평온하고 가슴 벅찬 감동을 맛보게 해주는 멋진 느낌으로 보상을 얻게 되는 것이다.

그뿐만 아니라 뇌 속의 엔돌핀을 증가시켜 신체적 정신적으로 건강한 상태를 만들어 준다. 엔돌핀은 웃을 때 즐거울 때, 자신이 좋아하는 일을 할 때, 희망을 가질 때, 감동할 때, 감격을 받을 때 자연 발생적으로 생성되어 행복감을 준다고 한다.

매주마다 잊지 않고 메시지를 전하는 이들이 있다. 시간보다 먼저 와서 자리를 정리하고 차를 준비하는 이들도 있다. 이들은 남을 위해 봉사한다고 생각지 않고 자신들이 살기 위해 한다고 한다. 과거의 중독적인 경험을 전할 때 회복의 끈이 단단하게 조여진다고 한다.

또한 자신들이 도우려고 하는 사람들로부터 배우게 된다고 한다. 그들이 헤매고 있을 때 나는 어떤 실수를 하지 말아야 되는지, 그들이 회복되어 갈 때 나는 어떤 행동을 취해야 하는지를 알려 준다고 한다. 결국 봉사란? 겸손한 자세로 남을 돕는 것이지만, 자신을 돕는 것이고 자신의 삶을 풍요롭고 건강하게 하는 것이다.

78 합병증을 관리하자

볼록 나온 배, 코끼리 다리처럼 통통 부은 다리, 핏기 없는 얼굴, 금방이라도 어떻게 되지나 않을까 걱정스러운 사람들. 몇 달 전만 해도 이 정도는 아니었는데… 안타까운 마음보다 답답함이 앞선다. 간이 좋지 않다는 것을 직감적으로 알 수 있다.

알코올성 간염은 단주와 충분한 영양 섭취가 최선의 치료법이다. 하지만 이미 망가질 대로 망가진 간경화는 "돌아올 수 없는 다리를 건넜다"라고 표현한다. 이전의 상태로 돌아가기가 어렵다는 것이다. 간이 굳어지면서 합병증으로 복수, 식도 정맥류, 간성 혼수가 오고 이로 인해 사망하는 예가 많아 예방과 치료가 중요하다. 복수는 가장 흔한 합병증으로 소변으로 염분 배출이 저하되어 발생하게 된 것이다. 과로를 피하고 신선한 야채와 과일을 충분히 섭취하고 싱겁게 먹어야 한다. 하지만 갑자기 또는 점차적으로 허리둘레가 증가하거나 소변량이 감소할 때, 복통 발열이 있을 때는 꼭 전문의와 상의할 것을 권한다. 식도 정맥류가 있는 사람은 주기적으로 내시경 검사를 하면서 주의 깊게 관찰하고 충분한 휴식과 딱딱하고 질긴 음식을 피하며 환절기 기압 변동에 주의해서 적응해야 한다.

간성 혼수는 간기능이 떨어지면서 처리가 안 된 암모니아에 의해 뇌에 나쁜 영향이 미쳐 생기게 된다. 변비, 과도한 단백질 섭취, 이뇨제, 출혈, 감염 등이 간성 혼수의 원인이 되므로 원인을 제거하는 것이 우선이다. 섬유소를 충분히 섭취해서 무엇보다 변비를 예방해야 한다. 뒤늦게 정신 차린 후 급한 마음에 이것저것 간에 좋다는 민간요법에 혹하게 되는데 이미 병들어 있는 간에 부담만 주게 되어 간경화를 더 악화시킬 수 있다는 것을 명심해야 한다.

과도한 음주는 췌장염을 일으켜 인슐린 분비가 되지 않아 결국은 당뇨병을 부른다. 당뇨병의 치료원칙은 식이요법과 운동이다. 소량의 음식을 여러 번 나누어 먹는 습관이 중요하다.

당뇨 환자의 발 관리는 매우 중요하다. 아주 사소한 상처가 진행되어서 발을 절단하는 경우도 있으므로 매일 미지근

한 물에 잘 씻고 상처가 있는지 꼼꼼히 살피고 발에 잘 맞는 신발과 면양말을 꼭 신도록 한다.

당뇨병이나 술로 인해 많이 나타나는 만성적인 합병증의 하나가 말초신경염이다. 양손과 양발이 저린 증상이 차차 심해져서 찌르는 듯한 지속적인 통증을 호소하는 경우가 있다. 밤에 심해져 잠을 이루지 못하고 고통이 심한 나머지 양발과 손이 차라리 없었으면 좋겠다는 이들도 더러 있었다. 음주로 인해 손과 발끝이 저려 오고 화끈화끈하다는 30-40대 젊은 층이 늘고 있다. 술이 원인일 수 있다고 말하면 버럭 화를 내고 부적절하게 비난한다.

비교적 젊은 나이 40-50대의 알코올성 치매 증상이 나타나는 경우도 종종 볼 수 있다. 식사를 거르면서 비타민 결핍이 심해져 뇌기능이 떨어진다. 뇌기능이 떨어지면서 인지기능, 집중력, 기억력이 저하되어 급기야 치매 증상까지 오게 된다.

술 문제가 있는 사람들은 한두 가지 이상씩 신체적으로 문제가 있는 경우가 많았다. 하룻밤 자고 일어나서 좋아지지 않는다고 화내고, 억지 부리고 병원을 믿을 수 없다고 퇴원해야 한다고 소란을 피운다. 가장 근본적인 치료는 단주인 줄 알면서도… 결국은 자신의 몸을 스스로가 또다시 방치해 버리는 선택을 하고 만 것이다. 필요할 때 열심히 몸을 부려 먹고 자신이 괴롭고 힘들다고 모른 척하는 것이 너무나 비양심적인 태도가 아닌가 싶다. 최소한의 미안함을 갖고 ○○야, 미안해!! 끝까지 너를 포기하지 않고 지켜 줄게. 꼭!!!

79 약을 꼭 먹어야 해?

약에 대한 신뢰도가 낮은 사람들이 있다. 하루 세 번이나 먹어야 하는 건지 많이 먹는 것은 아닌지 혹시 위를 나쁘게 하지 않는지. 행여 부작용이 생길까 예의주시하면서 민감하게 반응한다. 약 하나만 바뀌어도 몸이 어디가 더 나빠졌는지 지레 겁을 먹기도 한다. 그런 면에서는 안심해도 된다. 의사들이 환자에게 몸에 좋지 않은 약을 주지는 않으니까.

알코올 의존이 진행될 수록 잘 못 먹고, 그나마 조금 먹는 음식의 흡수도 술이 방해해 적절한 영양 공급이 되지 않는다. 거기다가 술 자체의 독성으로 결국 여러 신체 기관의 기능을 떨어뜨린다. 그 중 가장 큰 영향을 받는 곳은 우리 몸에서 가장 중요한 뇌이다.

근본적으로 알코올 의존은 뇌질환이다. 뇌세포에 영향을

준다. 그래서 술을 자신의 의지로 끊는다고 하는 사람을 의료진은 믿지 않는다. 의지 역시 뇌에서 생기니까. 마치 곤충의 뇌를 조종해서 물에 뛰어들게 하는 연가시처럼 술은 보이지 않게 우리 뇌를 조종한다. 술을 잠시 쉬면 술에 대한 갈망감이 슬금슬금 올라온다. 술 달라는 신호다. 이럴 때 적절한 교육과 함께 약이 도움이 된다. 술 생각을 이길 수 있게 도와주는 약, 항 갈망제이다. 효과를 보는 사람이 많다. 이 외에도 기억력 장애를 막아 주는 약, 뇌기능 개선제, 금단 예방약, 간 보호제 등 여러 가지 약이 알코올 의존 치료에 필요하다.

의사의 목적은 환자를 편안하게 도와주는 것이다. 환자에게 도움이 되는 약만을 골라서 준다. 어차피 가는 길 전문가의 도움으로 편하게 가자.

80 직업재활, 사회적응이 어려우신가요?

술 문제를 해결하고 싶어 하는 사람들에게 일정 기간 동안의 해독 치료와 회복 훈련 프로그램을 적극적으로 권한다. 치료 기관 내에서 회복 훈련을 받는 동안 단주 생활에 대한 강한 의지와 음주 충동에 대한 유혹을 잘 이겨내며 안정적인 생활을 하는 사람이 퇴원이나 외출, 외박을 하는 경우에 쉽게 재음주 하는 경우가 있다. 이들을 전문가들은 이렇게 진단한다.

첫째, 단주 생활에 대한 각오나 다짐은 강할지 모르나 낡은 생활 습관에 노출되면 방어할 내부적인 힘과 기술이 부족하다는 의미이다.

둘째, 한쪽으로의 쏠림 현상이 심각해 균형 잡힌 삶을 의식적으로 노력해야 하는 사람들이다. 단주 생활을 위해서는 단주를 기본으로 한 생활 속에서 회복을 위한 노력과 일의 균형을 유지하며 자신이 삶의 주인공이 되어 관리를 잘 해나가야 한다. 그러나 쏠림 현상이 심각한 사람들은 회복을 위한 노력에는 게을리하거나 무관심하며 철저히 일 중심과 금전적인 취득을 고집하다 어느 순간 자신의 통제 능력을 상실하고 만다.

회복을 꿈꾸는 사람들 중 위의 어려움을 겪는 경우 밤병동을 통하여 일정 기간 동안 사회 적응 기간을 거친 후에 퇴원하기를 권고한다. 고위험 상황에서 자신을 통제할 내부적인 힘과 생활의 균형을 잡아가는 힘이 부족하기 때문에 재활프로그램을 통해 주변 환경의 도움을 지속적으로 받아 보길 권하는 것이다. 이때 주의해야 할 사항 몇 가지는 재활 프로그램에서 일터(작업장)는 지금껏 이론적으로 배워 왔던 단주기술들을 시험하고 내 것으로 습득하는 장소이며 일의 의미는 단순히 경제적인 소득을 얻는 것이라기보다는 생산 활동을 통한 내부적인 에너지 발산, 사회와 가정에서의 역할 분담을 통한 자존감 향상, 나의 가치를 재조명할 수 있는 도구이다.

일을 선택할 때는 돈보다는 자신의 체력 상태를 먼저 고려해야 하며, 생활 중에 발생되는 관계 안에서 갈등은 회복을 꿈꾸는 나에게 어떤 성격적인 약점을 암시하는가에 대해

늘 깨어 있어야 한다. 특히 일과 금전적인 취득만을 목적으로 하며 회복을 위한 노력이 소홀해지지 않도록 단주 모임의 꾸준한 참석을 통한 회복 프로그램의 실천과 협심자(후원자)와의 관계 안에서 열린 마음과 타인을 통해 배우는 자세를 잃지 않도록 의식적인 노력을 할 필요가 있다.

81 누가 단주를 해낼 수 있을까?

단주자와 재발자 비교

퇴원 후 단 한잔이라도 마시면 재발이라 할 수 있으니 알코올중독 치료만큼 재발이 쉬운 병이 어디 있을까. 그래서 보통 퇴원 후 1년간 한잔도 마시지 않은 사람들의 비율이 겨우 12-20%에 불과하다는 연구 결과들이 있었다. 2010년, 다사랑 알코올전문병원에서 6개월간의 단주율을 추적조사해 보고 어떤 사람들이 술을 끊을 수 있는지 미리 알아보는 연구를 하였다.

퇴원 후 첫 달은 69%가 단주하고 있었지만, 3개월 시점에서 53%, 6개월 시점에서 43.4%가 단주를 하고 있었다.

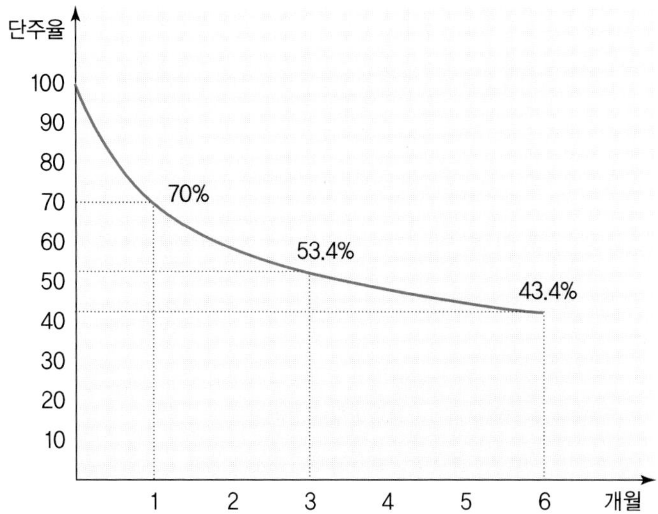

〈단주율 6개월 추적연구〉

첫 1개월 만에 약 30%가 재발을 하고 다음 2개월 동안 17%가 추가로 재발을 하니 첫 한 달이 가장 중요한 고비라 할 수 있고, 3개월을 잘 버틴 환자들은 다음 3개월 동안 10%밖에 감소하지 않아 재발율이 현저히 줄어든다고 볼 수 있다.

어떤 사람이 단주에 계속 성공해 가고 있는지 조사해 보았다. 재발자와 비교해서 이들에게만 있는 것들은 다음과 같이 4가지로 요약되었다.

1. 본인의 단주 욕구 정도

퇴원할 당시 조절음주를 적당히 하고자 하는 사람 중에 단 한사람도 단주를 해내고 있는 사람은 없었다. 앞으로 단 한잔도 안 된다는 정확한 목표설정이 얼마나 중요한지 모른다. 문제를 얼마나 인식하고 어떻게 변화하고 싶은지 동기수준이 높을수록 단주 성적이 좋았다.

2. 프로그램을 완수하고 퇴원했는지 여부

계획되지 않은 중도퇴원 환자들에 비해 프로그램을 완수하고 계획된 퇴원을 하는 사람들이 대부분 단주를 유지하고 있었다.

3. 퇴원 후 가족의 협조도

환자의 회복에 가족의 협조가 퇴원 이후에도 지속적으로 있어야 한다고 나왔다. 그래서 병에 대처하는 방법을 알려주는 가족교육이나 가족치료가 얼마나 중요한지 강조하고 싶다.

4. 퇴원 후 불안이나 우울 유무

퇴원 후 불안이나 우울감이 없이 생활한 사람들이 술을 마시지 않고 있었다.

재발을 통해
우리가 배울 수 있는 것들

재발방지 훈련

심성 훈련

재발방지 훈련

여러 가지 재발할 수 있는 요인을 알고 분석하여 재발을 예방하며,
예견되는 회복의 장애물을 미리 인식하는 기술을 습득하여 회복에 기여한다.

82 회복은 자기점검에서 시작된다

흔히들 전쟁터에서 외부의 적군에 맞서는 데는 여러 가지 작전 수립과 승리를 위해 총력을 기울이지만 정작 내부의 적에 대해서는 예상하지 못하다가 싸움 한번 못하고 자멸하는 경우가 있다. 우리의 단주 생활은 어떠할까?

중독이라는 병의 증상 중의 하나는 자신의 상태를 부정하고 자신의 상태에 무관심하게 만든다. 회복을 꿈꾸는 사람들이 대인관계, 직업 생활 등의 외부 환경적인 요소들에 대해서는 철두철미하게 준비하는 자세를 보인다. 그러나 내부의 적인 감정이나 신념의 변화로 인한 재발에 대해서는 전혀 준비하지 않은 이들을 볼 수 있다.

"단주할 수 없다" "술 안 마시고 어떻게 사람을 만나느냐?" "스트레스 받으면 당연히 술을 마셔야 한다" "알코올

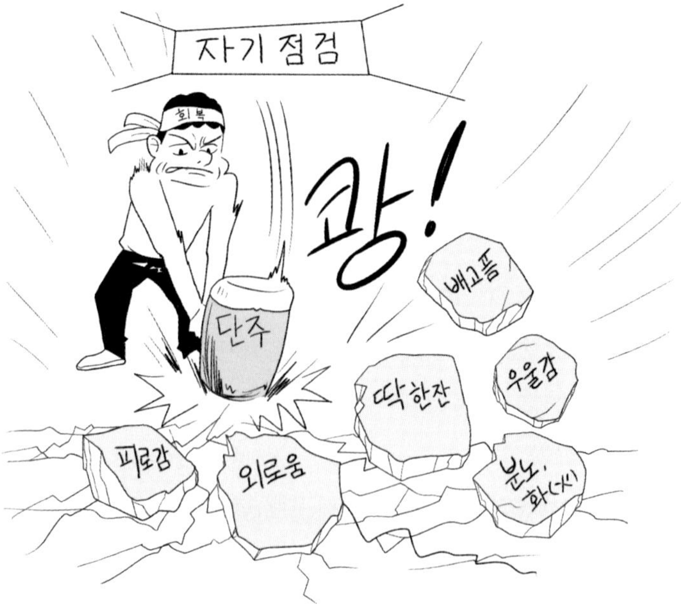

의존은 치료되지 않는 병이다" "알코올 의존증은 치료가 필요 없고 자신의 의지에 달려 있다" "자식들 결혼시킬 때만 술을 마실 것이다" "부모님이 돌아가시면 난 어쩔 수 없이 술을 마실 것 같다" "딱 한잔만, 딱 한번만 마시자" 등의 신념 자체가 이들을 회복하고는 반대로 재발하게 만든다. 마시던 시절 우리는 순간적으로 끓어 오르는 화와 분노를 잘 이겨 내지 못해 술을 마셨던 적이 많다. 배고픔, 외로움, 피로감, 내 안의 불안과 불만족 등의 내부적인 감정 상태가 우리를 또다시 술의 유혹에 빠져들게 하곤 했다.

이러한 내부의 적에 대한 준비는 소홀히 하고 외부의 적을 위한 준비에만 총력을 기울이다 계속된 실패를 경험하며 단주에 대한 열망 자체가 사라지고 회복에 대한 도전 자체를 포기한 경우도 있다. 회복으로 가는 길은 멀리 있는 것이 아니다. 누가 해주는 것도 아니다. 스스로가 기본적인 현 상태의 점검을 시작으로 회복하는 과정에서 자신 내부나 외부의 변화나 유혹을 잘 이겨내 가는 과정이다.

83 나를 믿을까요? 당신을 믿을까요?

많은 경험자들이 소중한 회복 경험담을 발표한다. 그들은 후배들에게 마음속으로 외친다.

"여러분은 제발 나와 같은 길을 걷지 마세요! 저희들의 경험을 믿으십시오! 아닌 것은 아닌 겁니다. 저도 그때 당시 주변 사람들의 도움과 안내를 따르지 않고 제멋대로 판단하고 고집을 부려 이렇게까지 고생을 했습니다." 모든 경험자들이 외친다. "단주보다 조절 음주가 힘들어서 나는 단주를 선택했다"고… 지금 이 순간에도 그들의 외침은 그들의 몫이지 나는 그 사람들하고 조금은 다르다고 용기 있게 다짐하는 이가 있다. 스스로가 약한 알코올 의존자라고 믿고 있는 사람들이다. 알코올 의존자냐? 아니냐? 그 구분만 있지 약한 의존자라는건 없다 했는데 회복 초기 많은 회복자들이 자기

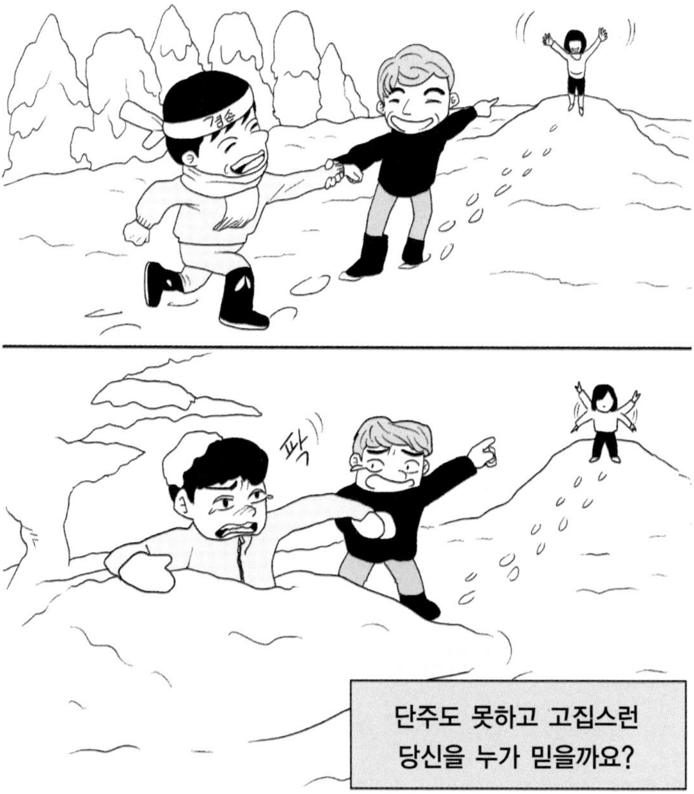
팍
단주도 못하고 고집스런
당신을 누가 믿을까요?

의 증상은 약한 알코올 의존자라고 생각한다. "나는 저렇게까지 많은 양을 마시지 않았어", "술을 마시고도 저들처럼 난폭하게 주정을 하지 않았어", "나는 방석집도 모르고 룸싸롱도 모르고 고작 대포집에서 막걸리나 소주만 축냈고 많은 돈을 탕진하지도 않았어", "나는 여자에 대한 탐욕도 없었고

저토록 도덕적으로 타락하지도 않았어", " 나는 저렇게까지 주위의 비난을 받을 만한 행동은 하지 않았어" 등 끝없이 건방지고 교만한 마음 깊숙이에는 알코올 의존자의 억울함이 도사리고 있다. 또한 많은 이들 가슴속 깊이 숨겨져 있는 재발에 대한 두려움은 어떠한가? 자존심 상할까봐, 남들에게 무시당할까봐 전전긍긍하고 자신 없는 약한 모습이 드러날까봐 안절부절하며 병원 치료와 단주 모임에서 힘을 얻었으니 이제는 조절이 가능하지 않을까? 술 마시는 의존자로도 성실히 살아갈 수 있지 않을까? 하는 마음속 밑바닥에선 올바른 회복 방향과 거리가 먼 조금씩 조심해서 술 마시는 회복자를 꿈꾼다. 경험자들이 개척해 놓은 회복의 길과 동료들의 조언을 무시하고 행렬에서 일탈하여 자기 자신만을 믿는 사람들이다.

당신이 굳게 믿고 있는 자신이 지금 현재 당신의 모습을 만들어 놓았다.

지금 현재와는 다른 당신을 원한다면 이제는 주변의 조언을 귀담아 듣고 안내를 적극적으로 받아들이자.

84 회복의 길에 가족은 동반자이기도 하지만, 방해자가 되기도 한다

많은 회복자들이 인생에서 가장 소중하고 절대적인 가치를 지닌 가족들과의 화목을 위해 회복하고 싶다는 비장한 각오와 열망을 가지고 회복에 임한다. 회복자들 중 일부는 가족을 최우선으로 회복을 위해 노력하는만큼 가족들 또한 자신을 소중하게 생각해 주고 이해해 주며 알코올 의존의 회복을 위해 기꺼이 협조해 줄 것이다 라는 생각을 가지고 있다.

그러나 회복 과정에서 생각지 못한 가족들의 반응에 당황하고 서운해 하며 회복의 동기와 목표조차 상실해 버리는 경우를 종종 볼 수 있다.

실제로 회복 과정에서 가족들은 상당히 많은 이해와 배려로 알코올 의존자들에게 헌신적이다. 그러나 가족들 대부분은 알코올 의존증의 이해 부족과 알코올 의존자들이 보여주는 성격적인 패턴이나 알코올 의존증의 장기적인 회복 과정에서 나타나는 여러 문제들의 대처 방법을 인식하지 못하고 있다. 이러한 가족들은 나름대로 이해하고 있는 회복 방식을 회복자에게 성급하게 강요한다. 뿐만 아니라 과거 술 마실 때부터 알코올 의존자에게 쌓여 있던 복잡한 감정의 결정체들이 억압된 상태에서 가족들 의사소통 방식은 회복 중인 알코올 의존자들에게 치명적인 상처를 주기도 한다.

회복하고 싶다면 내 가족들의 현 상태를 먼저 직시하고 내 문제와 가족들 문제를 구별할 수 있어야 한다. 가족들이 이병에 대한 이해가 부족하다고 해서 우리는 가족들을 원망할 수 없다. 그리고 가족 중 누군가 문제가 있다면 내가 도움을 받았던 만큼 가족들도 주변의 도움을 받을 있도록 안내자가 되어야 한다. 주변의 도움을 받아 가족들이 건강을 회복하는 길이 나도 살고 가족도 사는 길이다.

85 꿩 대신 닭! 대체 중독?

술 문제에 대한 인식 후 뼈저린 반성의 시간을 통해 이제는 절대 술을 가까이하지 않고 살 것이라며 자신과 주변에 약속을 한다. 그러나 올바른 회복에 대한 방향과 대체 방법을 알지 못한 초기 회복자들이 빠져들기 쉬운 또 하나의 유혹이 바로 대체 중독이다. 무엇이든 지나치면 독이 되는 것. 중독 문제가 있는 사람은 또 다른 중독에 빠지기 쉽다.

회복에 도움이 되는 단주 모임의 지속적인 참석, 운동이나 취미 생활 등은 적극적으로 개발할 필요가 있다. 그러나 우리 몸에 해가 되고 회복을 방해하는 부정적인 중독 물질 사용이나 행동에 대해서는 경각심을 가지고 대체할 필요가 있다.

대표적인 대체 중독들은 어떤 것이 있을까? 흡연, 커피,

오락, 도박, 일, 약물, 성중독 등이다.

술로 인해 내가 내 인생의 시간을 너무 헛되이 낭비했구나. 빨리 일을 해서 돈을 벌어야겠다. 난 시간이 많으면 딴 생각을 많이 하고 딴 생각을 많이 하다 보면 술 생각을 할 수 있으니 오로지 일만 열심히 할 것이다. 주변 친구들을 보니 마음이 조급해진다. 여유가 없다. 빨리 한 번에 만회하자라는 한탕주의 삶의 가장 가까운 친구 도박.

예전에 잠이 오지 않을 때 술을 마셨다. 이제는 잠 안 올 때 수면제의 도움을 좀 받아도 되겠지? 재발이 두려워 사람들 만나는 것이 두렵다. 혼자 있는 시간에 시간 가는 줄 모르게 나를 즐겁게 해주는 인터넷, 오락이나 할까? 생활 속에서 이유 없이 답답하고 불안해지는데 담배 한 개비 어때? 왠지 뱃속이 허전하고 깊숙한 곳에서 올라오는 갈망감을 커피로 달래볼까? 스트레스가 치솟고 터지기 직전의 열등감과 고통을 나만의 짜릿함으로 해결할 수 있는 성! 내부적인 불안이나 욕구 불만족 등의 고통을 회피하고 쾌감을 얻기 위한 물질 사용이나 습관적인 행위는 바로 뿌리 깊은 중독의 습성이다.

온전한 삶은 단순히 술만 안 마시면 되는 것이 아니다. 내 안의 뿌리 깊은 불안이나 욕구 불만들을 통찰하여 건강하게 이겨 내는 방법들을 습관화시켜 가는 것 또한 중요한 과제이다.

86 회복에너지는 도전하는 사람에게 주어지는 성취감이다

'저는 힘들어서 못할 것 같아요!' 와 '단주 생활은 즐겁게 해야 한다!' 를 주장하는 멤버들이 공통적으로 말하고자 하는 것을 한 번쯤은 생각해 볼 필요가 있다.

회복 초기 술 마시지 않는 것을 목표로 배운 대로 꼼꼼하게 단주 생활 계획표를 작성한다. 지나칠 만큼 강박적으로 체력 관리, 단주 모임 참석, 취미 활동 등 나름대로의 계획에 집착하며 생활하고 누구보다도 열심히 성실하게 실천에 옮긴다.

용두사미(龍頭蛇尾)라고 했던가? 한달 두달 열심히 실천하다 지쳐서 어느 순간 너무 힘들고 재미없어 술 안 먹고 못살겠다고 단정 짓고 스스로 술을 마시며 단주 생활을 포기해

버린다. 그리고 도와주지 않는 주변과 신을 원망한다. 이들이 짧은 시간에 왜 지쳤을까?

오로지 술을 마시지 않겠다는 것만을 목표로 초기에 너무 많은 에너지를 소진시켰기 때문이다. 자동차 주행에도 연료가 필요하고 핸드폰도 정기적인 배터리 충전이 필요하듯 우리의 장기적인 회복도 에너지가 필요하다. 회복 에너지가 있어야 회복 과정에서 나타나는 예기치 못한 장애물을 뛰어넘

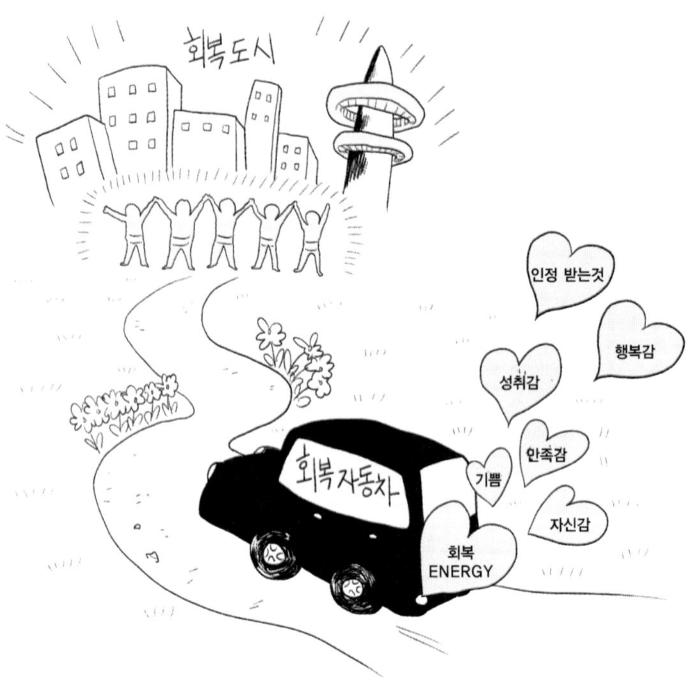

을 수 있고 내 자신의 한계를 뛰어넘을 수 있다.

강인한 체력, 단주 모임 참석, 취미 활동만 가지고 단주 생활이 가능할까?

회복 에너지는 단주 생활 속 성취감이다. 단순히 단주 일 수 증가만으로도 성취감을 느낄 수 있지만 생활 속 여러 곳에서 의미 있는 도전을 통해 성취감을 맛볼 수 있다. 실패가 두려워 도전하지 않은 멤버는 성공을 맛보지 못하고 성취감을 선물로 받지 못한다. 성공을 통한 성취감은 회복자들에게 자신감과 함께 기쁨, 만족, 행복 등을 덤으로 가져다주고 주변사람들에게도 회복자의 존재 가치를 알리고 인정받을 수 있는 기회를 가져다준다. 회복하고 싶은가? 회복하고 싶다면 지금 당장 의미 있는 도전을 시작하라! 도전을 통한 성취감이 곧 회복 에너지이다.

87 술 끊은 사람 & 회복자

세상에는 여러 가지 꽃이 있다. 개인적인 취향으로 각자의 꽃을 선호하지만 특히 향기가 좋은 꽃은 많은 사람들로부터 칭송과 관심을 받는다. 지금 현재 나의 회복되어 가고 있는 모습을 생각해 보자. 나 혼자만의 변화와 만족으로 머무르고 있는가? 아니면 내 회복 향기가 많은 이들에게 전달되어 그들에게 믿음과 행복을 전해 주고 있는가? 중독은 개인의 사고, 정서, 행동, 영적, 사회적 능력의 파괴가 함께 진행되어 가는 전 인간적인 질병이다. 흔히들 중독자를 중독성 인격의 소유자라고 말한다. 회복은 전 인간적으로 병들어 있는 상태에서 벗어나는 과정을 의미한다.

회복자가 되기 위해서는 첫째 영적 성장을 바탕으로 하는 자신의 인격적인 성장이 이루어져야 한다. 성장의 의미는 자기 자신을 객관적으로 관찰 또는 성찰하는 능력을 키워 나가는 것이다. 둘째는 올바른 가치관을 가지고 자신의 일상생활을 술 마시지 않고 책임져 가는 생활의 자세를 받아들인다. 셋째 사회적인 회복을 위해 우리는 함께 살아가는 공동체에 건강하게 적응할 수 있도록 나를 준비시켜 나가야 한다. 술 없는 대인 관계를 위한 의사소통 기술 훈련, 직업 생활 능력 증진, 스트레스 관리, 여가 시간 활용 등의 사회적인 능력을 향상시켜 나가는 것이 회복의 과정에 함께해야 한다. 회복자는 자신과 주변이 함께 공존할 수 있도록 나를 준비시키고 내 삶 자체의 균형을 유지하기 위해 부단히 노력해 가는 사람을 일컫는다. 위의 회복에 대한 개념 없이 술만 안 먹고 생활하는 사람이 술 끊은 사람이다.

많은 사람들이 회복자로서 살기를 원하면서도 술 끊은 사람으로 머물고 있다.

당신은 현재 술만 끊는 사람으로 생활하고 있는가? 회복자가 되려고 노력하고 있는가?

지금 현재의 당신을 점검해 보라!!!!!

심성 훈련

질병을 극복하는 과정 중에 발생할 수 있는 좌절감이나 두려움을 없애고 재발을 했을 경우, 희망을 잃지 않고 재도전할 수 있도록 하는 정신교육 및 대화의 시간

88 시행착오를 통해 회복한다

흔들리며 피는 꽃/ 도종환

흔들리지 않고 피는 꽃이 어디 있으랴
이 세상 그 어떤 아름다운 꽃들도
다 흔들리면서 피었나니
흔들리면서 줄기를 곧게 세웠나니
흔들리지 않고 가는 사랑이 어디 있으랴
젖지 않고 피는 꽃이 어디 있으랴
이 세상 그 어떤 빛나는 꽃들도
다 젖으며 젖으며 피었나니
바람과 비에 젖으며 꽃잎 따뜻하게 피었나니
젖지 않고 가는 삶이 어디 있으랴.

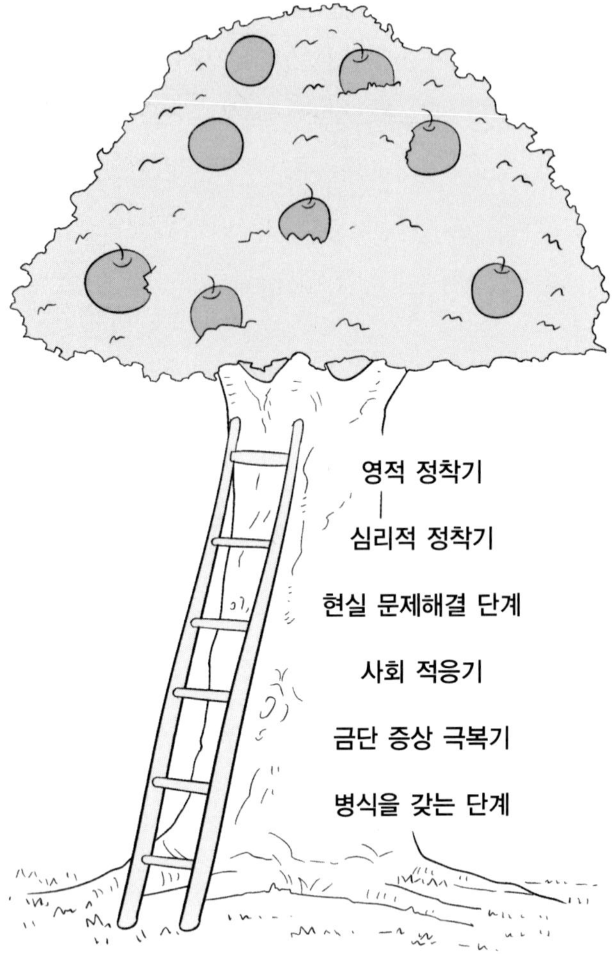

시행착오를 통해 배운다. 골스키 박사가 알코올 의존자의 회복과정에 대해 다음과 같은 6단계의 경과를 밟는다고 연

구하였는데 회복의 발달 모델(Developmental Model of Recovery)이라 한다. 그는 회복자들이 시기에 따라 극복해야 할 과제가 있으며, 이 시기에 다시 음주를 선택하게 되는 재발 요인들을 정리하였다. 그가 강조한 것은 한순간에 회복이 오지 않는다는 것이었다.

- ➡ 조절음주에 아직 미련이 많이 남아 있는 단계: 병식을 갖는 단계
- ➡ 완전 단주를 시작하지만 신경학적인 금단증상에 시달리는 단계(6개월-1년): 신경학적인 극복단계
- ➡ 술 없이 사회생활에 적응하기가 아직 어려운 단계: 사회적인 적응단계
- ➡ 현실에 적극적으로 적응하는 단계로 가족, 직장에서의 문제를 해결해 간다: 현실적인 문제해결 단계
- ➡ 성격적인 어려움을 진정으로 변화시켜 가는 단계: 심리적인 정착단계
- ➡ 삶에 만족하고 감사하게 여기는 평온함을 유지하는 단계: 영적인 정착단계

89 현재 당신의 회복레벨을 체크해 보자

해당되는 문항이 많은 곳이 당신의 회복레벨이다.

1. 병식을 갖는 단계

- 나는 현재 조절음주를 성공적으로 할 수 있기 위해 다양한 노력을 하고 있다.
- 조절해서 마실 수 있는 어떤 방법이 분명 있을 것이라는 믿음을 가지고 있다.
- 완전히 안 마시고 살 수는 없다는 생각이다.
- 한동안 조절음주를 시도하였다.

2. 신경학적인 금단 극복단계

- 더 이상 조절해서 마실 수 없다는 것을 완전히 인정했다.

- 내 스스로 치료를 받기 시작했지만 일 년 못가 재발을 하고 있다.
- 술을 안 마신 지 수개월이 지났지만 심리적으로는 매우 불안정한 것이 사실이다.
- 스트레스가 쌓이면 치솟는 음주 욕구를 참지 못하고 마신 적이 많다.

3. 사회적인 적응단계

- 술자리를 피하고 술친구들을 안 만나고 있다.
- 금주한 지 수개월이 지났지만 술 없이 산다는 것이 사회적으로 위축이 된다.
- 사회적인 성공보다는 단주를 통한 회복이 더 소중한 가치다.
- 술을 참고만 살다 보니 재미있는 일이 없어 한잔만 마시자는 유혹이 들 때가 있다.

4. 현실적인 문제해결 단계

- 단주를 몇 년째 유지 중이다. 단주 모임을 꾸준히 참석했지만 이제 다른 사회 봉사활동을 검토하고 있다.
- 가족과의 관계에서 여전히 갈등이 남아 있고 해결하기 위해 노력 중이다.

- 직업적인 목표를 조정하였다. 너무 일에 치우침이 없어야겠다는 생각이 많이 든다.
- 대체로 마음이 평온하다. 하지만 큰 스트레스에 직면되었을 때는 술 생각이 올라왔다.

5. 심리적인 정착단계

- 단주한 지 3–5년이 지났다.
- 술 생각은 나지 않지만 행복을 제대로 느끼기에 방해가 되는 상처들이 남아 있다.
- 나 자신이 무얼 하고 살아야 할지 분명한 비전이 확립되어 있다.
- 내 성격에 아직 원만하지 않은 부분들이 남아 있어 해결되지 않을 때 술 생각이 났다.

6. 영적인 정착단계

- 인생의 큰 고비들을 술 없이 잘 극복해 내었다.
- 더 이상 술이 필요하지 않다.
- 나 자신의 성장을 위해 지속적인 노력을 하고 있다.
- 모든 일에 감사하고 만족하며 산다.

90 실수를 했다면 배울 것도 있다

실수한 후에야 제대로 배울 수 있다. 사람들은 실패를 두려워한다. 이는 매우 당연한 반응이지만 또한 매우 이상한 것이기도 하다. 왜냐하면 무언가를 성공시키는 방법을 배우려면 실수를 거쳐야 하기 때문이다.

– 리차드 브랜슨

실수를 범하지 않고 있다면 위험을 무릅쓰지 않고 있다는 것이고, 아무런 목표도 이루지 못하고 있다는 뜻이다.

– 에이브러험 링컨

수차례 재발로 입원한 환자에게 처음 입원하여 술 끊을 생각은 아직 하지도 않은 사람이 그걸 못 참아서 입원했냐, 마음만 단단히 먹으면 되지 단주훈련이 필요 있냐 충고를 하길래 위 글을 소개했다. 아직 시도도 하지 않아 실패가 없었던 사람과 수차례 시도와 실수를 거듭하는 사람과는 내공이 천양지차다. 단 한 번의 입원으로 단주에 성공한다면 얼마나 좋겠는가! 하지만 그런 결과는 드물고 대개가 몇 번의 실패를 거듭한 후에야 단주에 성공한다.

재발은 본인이 아직 준비되지 못한 부분이 있다는 증거와 같다. 재발을 통해 부족한 부분을 배우고 원인을 제거할 수 있도록 준비를 해야 한다. 단순히 해독만 하고 다시 시도한다면 다음 재발은 예약을 해놓는 것과 같다.

재발 자체로 수치스러워하지는 말자. 이번 재발에 아무런 교훈도 얻지 못했고 준비도 해가지 않는 태도가 어리석다. 단주 동기를 의심해 보고, 금단증상에 속아 음주하지 않았는지 점검해 보라. 자신의 고질적인 성격 결함을 얼마나 교정하려 했는지 돌아보자. 단주를 위해 어떠한 최소한의 실천을 행하였는지 돌아보자. 돌아보고 교정하지 않으면 재발은 교훈을 얻고 시정할 때까지 반복될 것이다.

91 무기력을 이겨내려면 작은 성취를 계획하라

오랫동안 단주를 잘 유지하다가 재발이 된 사람들이 이후에 더욱 자주 재발하고 단주기간도 현저히 짧아지는 경우를 자주 본다. 그들 중 누군가는 "언제부터인지 내 길을 잃은 것 같다." 고 말한다. 원래 에너지가 넘치고 승부욕도 강해 성취 지향적이었는데 잦은 재발 이후 장기적인 비전이니 도전이니 꿈꾸기조차 어렵고 다시 실패할 것만 같은 두려움이 자리 잡았다고 고백한다. 잦은 실패 이후 더 이상 도전하지 않는 현상을 학습된 무기력이라고 한다. 인지적으로는 겸손해지고 있다 할지라도 정서적으로는 무기력감에 빠져들고 있다. 나는 해도 안 될 것이라고 정의를 내리고 있다. 일본의 입지전적인 전기회사의 창업자인 마스시타 고노스케는 "한

번 넘어졌을 때 원인을 깨닫지 못하면 일곱 번을 넘어져도 마찬가지다. 가능하면 한 번만으로 원인을 깨달을 수 있는 사람이 되어야 한다. 실패를 두려워하기보다는 진지하지 못한 태도를 두려워해야 한다." 했다. 잠재된 힘이 영영 사라진 것은 아니다. 잦은 재발에 기죽어 나오지 못하고 있을 뿐이다.

재발의 원인을 찾아내자. 그리고 계획을 세우고 작은 성취부터 이루도록 하자. 작은 성취가 결국 원래의 자아를 끄집어내리라고 믿는다. 100일간의 단주라든지, 한 달간의 노동일이라든지 일단 조그마한 목표를 잡으라. 성취 불가능한 목표는 실행의 엔진을 가동시키지 못한다. 열심히 하면 도달 가능한 목표를 잡기 바란다. 그 조그마한 성취는 전체 시스템에 힘을 구동시키는 원동력이 될 것이다.

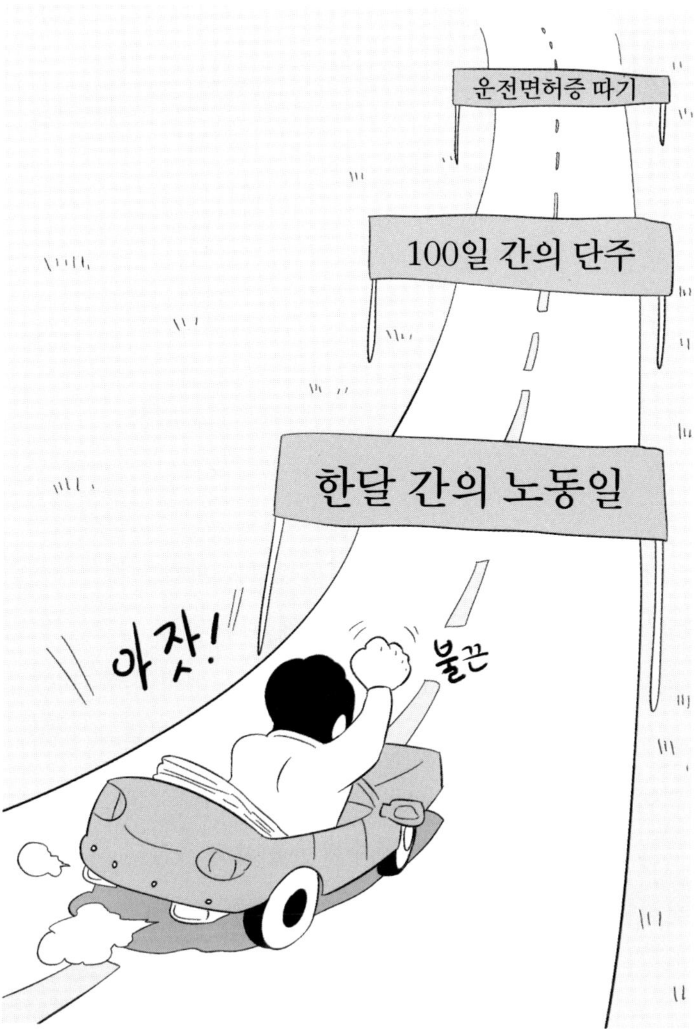
운전면허증 따기
100일 간의 단주
한달 간의 노동일
아잣!
불끈

92 맞서 싸울 것인가 도망을 갈 것인가?
fight or flight?

우리는 죽음을 피할 수 없듯이 질병을 피해 나갈 수가 없다. 입원하는 환자들은 왜 자신에게 이런 병이 생겼는지 받아들이지 못하고 부정하거나 원망과 자기연민에 빠진다. 통증과 두려움, 그리고 의심 등으로 매일 잠을 이루지 못한다. 그래서 많은 환자들이 적당히 마실 수 있음을 가족들뿐만 아니라 자신에게까지 의심 없이 확신을 하고 서둘러 퇴원에 집착한다. 입원초기의 치료 병동은 퇴원을 요구하는 환자들의 목소리가 끝나질 않는다. 질병의 두려움을 부정과 회피로 없애고자 한다. 질병에 맞서 싸워 이겨내기보다는 도망가고자 노력하는 모습이다.

얼마 전에 식도정맥류 파열로 치사율 50%의 확률을 넘기고 생존한 알코올 의존 환자가 자신이 살아온 전 과정을 환우들 앞에서 발표를 하였다. 실패와 아내와의 이별로 추락이 되어온 삶을 이야기하였으나, 지금 위대한 힘이 자신을 도와 다시 일으켜 세워주고 있다고 확신을 하였다. 그 위대한 힘이 아직 남아 있는 자식들에 대한 책임과 사랑이기도 했고, 하느님의 보살핌을 의미하기도 하였다. 자신이 질병에 사로잡혀 있던 고통스러운 시간 속에서 많은 것들을 생각하게 되었다고. 술에 취해 살아온 자신의 모습을 통찰할 수 있었고, 무얼 위해 살아야 하는지 심사숙고 하였단다. 두려움이 차지하고 있던 자리에 차츰 평온함이 자리 잡아 갔고 절망이 엄습했던 곳은 자신에 대한 통찰로 대치되어 갔다.

치료자로서 그들을 종적으로 오랜 시간을 두고 바라보면 우리 인간의 마음속에 질병을 마침내 이겨내고, 장애를 극복하게 하는 힘이 있다는 사실을 깨닫곤 한다. 이러한 힘을 "영성" 이라고 부른다고 하는가. 위대한 힘과 위대한 신이 어느 하늘에 있는 것이 아니라 저리도 쇠약해져 바람 앞에 흔들리는 불꽃 같은 사람의 마음속에서 탄생하고 있다는 것을 느끼곤 한다. 회복은 육체적인 질병에서만 회복되는 것이 아니고 정신적인 영역과 영적인 영역에서 까지 회복되는 과정을 말한다. 그래서 질병을 통해 인생의 의미와 소중한 가치를 찾아낸 후 이러한 질병을 주신 하나님께 감사의 기도를

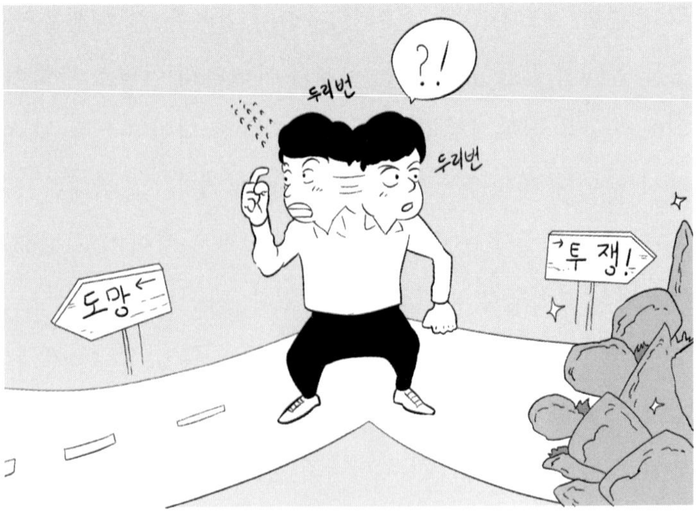

올리지 않는가?

도망갈 것인가? 아니면 맞서 싸워 이겨낼 것인가? 도망가는 사람들은 수도 없이 많아 아무 문제가 없다고 장담을 하며 퇴원을 종용할 것이고, 맞서 싸우기로 용기를 낸 사람은 실패를 통해서라도 회복을 결국 이뤄내고 말 것이다.

특수한 상황들

(노인, 여성, 가족 집단치료)

노인집단 치료

여성집단 치료

가족교육

노인집단 치료

노인들이 겪는 신체적, 심리적 변화는 젊은 사람들이 이해하기 어렵다. 노인들만 같이 모여 서로의 인생과 생활에 대해 이야기함으로써 마음의 안정과 인식의 향상이 생길 수 있다.

93 살아가기와 살아내기

나이를 먹지 않고 아프지 않다면 얼마나 좋을까? 생물은 모두 나이를 먹는다. 나이를 먹는다는 것은 신체의 기능이 점차로 떨어진다는 것이다.

체내에 들어온 술은 뇌를 포함한 몸 전체에 퍼지게 된다. 그래서 뇌부터 장기, 근골격계 등 모든 신체기관에 영향을 준다. 술을 먹으면 비틀거리고 말할 때 혀가 꼬이고, 과도하게 웃거나 울며 감정 통제가 되지 않는 것은 술이 뇌에 영향을 주는 결과이다. 장기간 술을 먹으면 뇌경색, 뇌출혈의 확률이 높아지고 치매가 발생하기도 한다. 신체적으로는 간 질환에서부터 모든 소화기관(위, 간, 소장, 대장, 췌장)의 염증과 암을 유발할 수 있다. 술은 독성 물질로 술의 분해 산물도 역시 독성을 가지고 있다. 각각의 신체 기관이 건강하게 유지

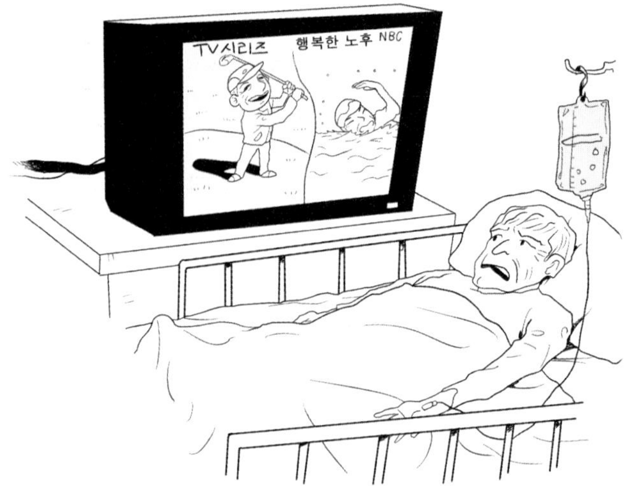

되고 원활하게 돌아갈 때는 해독작용이 우세하겠지만 노인들처럼 장기간 술을 마셔 온 사람들은 해독작용이 점차 떨어지게 된다. 장기간 음주와 신체기능의 저하로 인해 술이 몸에 주는 영향이 더욱 커지게 된다. 그만큼 질병에 걸릴 확률이 높아진다.

노인들은 "여태 살았는데 그냥 살게 놔둬."라고 하며 치료에 저항하는 사람이 많다. 좀더 미래를 생각해 보자. 병에 걸려 병원에 누워서 지내야만 하는 상황을 가정해 보자. 기간은 길게. 어쩌면 남은 여생이 될지도 모른다. 다른 사람들은 즐겁게 노후를 즐기며 살아가고 나는 힘겹게 하루를 살아내고 있다고 생각해 보자. 현명한 선택이 필요하다.

94 줄여서 마실게

술을 자제해야 한다는 데는 모두 공감하지만 완전히 단주하는 것에 대해 회의적인 대답을 하는 노인들이 많이 있다. "술을 완전히 먹지 말라고? 여태까지 그렇게 살았는데 이제 와서 뭘 바꿔? 내 나이가 몇인데 그런 재미도 없으면 어쩌라고? 왜 그래야 하는데?" 완전한 단주를 권유하는 치료진에게는 반박하기 어려운 말이다. 치료를 하자니 노인의 유일한 즐거움을 뺏는 것이 되고 안 하자니 병원의 존재의 이유가 없어진다. 순간 좋은 의미로 '그러시라고 할까?' 하는 유혹이 스쳐간다. 그런데 한 번만 더 생각을 해보면 명확한 답이 있다.

대부분의 환우들이 공통적으로 인정하는 것은 술이 모든 면에서 좋지 않은 것이며 지금처럼 마시면 안 된다는 것이다. 하지만 음주의 재미를 놓기는 싫다. 그래서 타협하는 것이 스스로 조절해서 술을 먹는 조절음주이다. 병원의 진료를 받아 본 환우들은 조절음주가 불가능하다는 것을 머리로는 알고 있다. 하지만 조절음주로 유지를 할 것인가, 금주를 할 것인가에 대한 선택 상황에서 조절음주에 대한 미련을 버리지 못한다.

조절음주는 줄타기이다. 내려오든지 떨어지든지 결국은 음주라는 땅을 밟게 된다. 조절음주가 가능하다면 이미 중독이 아니라고 생각해도 된다. 조절음주를 지향하던 노인들은 재발을 반복하게 된다. 노인의 재발은 신체기능 악화의 가속화로 귀결되고, 신체적으로 비참한 말로를 맞게 될 수도 있다. 목표는 하나이고 길은 외길이다. 조절해서 마실 수 있다는 환상을 버리자.

여성집단 치료

남성과 여성은 다른 신체와 감정을 가지고 있으며
술로 인해 생기는 변화도 남성과 달라 세심한 접근이 필요하다.

95 여자라서 술 감춰요

우리 사회에서 여성에 대해 이중 잣대를 들이대는 경우가 한두 가지가 아니다. 술에 관해서도 그렇다. 일반 여성들이 술을 잘 마시고 잘 어울리는 것을 보기 좋다고 하지만 정작 자신의 부인이나 여자 친구가 늦게까지 술 마시고 취해서 다니면 좋아할 남성은 많지 않을 것이다. 여성이라도 직장 생활을 하면 당연히 술자리에 참석을 하고 술을 잘해야 한다고 하면서도 막상 취한 모습을 보거나 음주 자체를 좋아해 자주 술을 마시는 모습을 보면 눈살을 찌푸린다. 거기에 중독이라고 하면 그 편견은 더욱 두드러진다. '무슨 여자가 알코올중독이야?' '남편이랑 애는 어쩌고?' '여자가 참…' 하며 수군거리기도 한다.

사람은 사회적 동물이다. 그래서 다른 사람의 평가에서

완전히 자유롭지 못하다. 다른 사람이 욕하고 수군대면 누구나 위축되고 소심해지기 마련이다. 그런 편견은 당사자들이 가장 잘 알고 있다. 그래서 많은 여성 환우들이 자신의 알코올중독을 숨기고 숨기다 더 이상 감추지 못할 지경에 이르러서야 마지못해 인정한다. 그때까지 싱크대 속, 냉장고 뒤, 선반 등에 술을 감추어 놓고 먹는다. 이쯤 되면 평소 친했던 사람과도 멀어지기 시작한다. 사람 만나러 가기 위해 준비하는 것이 귀찮기도 하고 그만 먹으라는 말이 싫기도 한다. 그래서 더욱 고립된다. 이런 악순환이 빠른 치료를 방해하는 악재로 작용한다.

호미로 막을 것을 가래로 막는다는 속담이 있다. 모든 병은 조기발견하면 비교적 쉽게 치료가 가능하다. 암도 조기발견하면 완치율이 높다. 알코올중독도 역시 그렇다. 치료시기를 놓치지 말자.

96 한 번뿐인 인생인데

생물이 살아가는 목적이 무엇인가에 대한 물음에 어느 의대 교수님은 '결국 자손을 번성시키는 것이 모든 생물이 살아가는 목표다.' 라고 했다. 만물의 영장이며 고차원의 사고를 가진 인간에게는 조금 서운한 말일수도 있지만, 결국 인간도 낳고 자라고 자손을 넓히는 것이 삶의 큰 목적임을 부인할 수 없다. 그 역할에 경중을 따질 수는 없지만 여성은 자손의 생명에 가장 큰 영향을 주는 임신기간과 신체적, 정서적 양육에서 절대적인 위치를 가진다.

임신 중 음주는 태아에게 큰 영향을 준다. 이런 사실을 모든 사람이 알고는 있지만 안일하게 혹은 요행을 바라며 자녀를 걸고 시험을 하는 사람도 있다. 물론 중독이 그만큼 무섭다는 반증이기도 하다. 임신 중 음주는 태아에게 소뇌증, 안

면기형, 합지증, 심장기형, 출생 후 저신장, 등 여러 가지 신체적 문제가 발생할 확률을 높인다.

겪어 보지 않으면 짐작하기 힘들겠으나 아이가 나의 실수로 장애를 가지고 태어난다고 생각해 보자. 이보다 슬픈 일이 또 있을까? 신체적 장애뿐 아니다. 세상 모든 엄마가 자녀에게 주는 정서적 영향은 지대하다. 현대 정신의학의 한 분야에서는 성인이 되어 나타나는 대부분의 성격 문제나 대인관계 문제가 초기 어머니와의 관계에서 기인한다고 생각한다. 정서적으로 안정된 부모 아래에서 자란 아이와 술로 인해 충분한 정서적 교감을 받지 못하며 방치되어 자라난 아이의 나중 모습은 어떨까? 신체적으로 정상적인 출생을 하더라도 정서적 양육이 안 되면 나중에 문제가 될 수 있다.

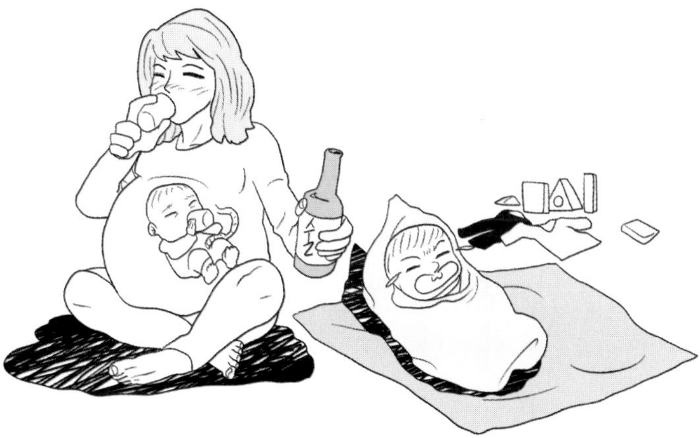

누구의 인생이든 중요하다. 자신의 인생도 중요하고, 자녀의 인생도 그렇다. 자신과 자녀 모두 한 번뿐인 인생인데, 행복하게 살 권리가 있지 않을까?

가족교육

가족의 이해와 협력은 단주 유지에 큰 영향을 미친다. 질병에 대해 잘 알게 하고 이후 회복자를 돕는 방법과 그들이 건강하게 생활하는 방법을 의논한다. 처음에는 교육의 형태로, 나중에는 집단치료 형태로 유지할 수 있다.

97 알코올중독! 가족이 모르면 당한다

병원을 찾는 환자들의 모습에는 두 가지 형태가 있다. 스스로 술 문제가 있음을 인식하고 도움을 받기 위해 스스로 병원의 문을 두드리는 사람(자의 입원)과 자신은 전혀 술 문제가 없다고 입원에 대해 저항하는 가운데 가족들 요청에 의해 입원하는 경우(강제입원)가 있다.

어느 경우가 병이 심각할까? 아이러니하게도 알코올중독에 있어서는 후자(강제입원)의 경우이다. 보통의 병의 경우에는 병이 심각해지면 심각해질수록 그 심각한 증세를 스스로 인식하고 더 치료에 대해 매달리지만 알코올중독에 있어서는 오히려 거꾸로다. 심각하면 심각할수록 자신의 병의 심각성을 전혀 인지하지 못하고 더욱 병의 진행을 방치하게 된다.

이와 같은 특성으로 알코올중독에 있어 가족의 병에 대한 치료 협조는 초기 치료의 방향을 결정짓는 중요한 변수이며 건강한 가족역할 또한 회복의 결과에 중요한 영향을 미친다.

알코올중독의 성공적인 치료를 위해서는 우선 가족이 먼저 이 병의 특징을 정확히 알고 적극적으로 대처해 나가야 한다. 이를 위해서 수차례의 가족교육 참여를 통해 도움을 받아야 하며 철저히 치료진과 치료방향에 있어 삼위일체가 되어 나아가는 것이 중요하다.

기억하라! 가족이 변해야 환자가 변한다.

98 알코올중독!
의지로만 끊을 수 없는 뇌의 질병

"의지가 약해서 술 못 끊는다." 입원 초기 가족들로부터 많이 듣는 이야기 중의 하나이다. 간혹 죽음을 앞둔 상황을 직면하고 하루아침에 그 좋아하던 술을 딱 끊고 잘 살아가고 있다는 어느 누군가의 이야기는 더욱 그 사실을 의지의 문제로 믿게끔 한다.

물론 환자 스스로 술을 끊고자 하는 강한 의지(열망)는 필수다. 하지만 알레르기 체질로 인한 반응을 내 스스로 조절할 수 없듯이 알코올중독은 술 한잔에 이어지는 다음 잔을 조절할 수 없게 되어 버린 뇌의 기능변화에 따른 질병이다. 술을 의지로 끊을 수 있다고 하는 것은 당뇨병환자가 의지만으로 당뇨수치를 스스로 조절할 수 있다고 생각하는 것과 다를 바 없다. 이를 분명하게 이해하지 못한다면 끊임없이 의지를 시험하며 환자 자신과 주변 사람들의 실망만을 더해갈 뿐 오히려 급기야 삶을 포기하는 상황까지 이르게 된다.

가족들 또한 "고생해 봐야 정신차리지" 하며 정신병원에 맡겨둔 채 치료를 위한 어떠한 노력도 하지 않고서는 퇴원 후 또다시 쉽게 술을 마시는 모습에 "더 이상은 안 되는 놈" 하며 극단적 길을 향하게 된다.

이처럼 알코올중독의 회복에 있어 단지 의지의 문제로 보는 것은 치료를 더욱 어렵게 만드는 요인이 된다.

알코올중독으로부터 회복하기 위해서는 가족들이 먼저 병이라는 정확한 이해를 가지고 환자를 환자로 볼 수 있는 눈이 있어야 한다.

99 알코올중독! 죽어야 끝나는 병

진행성, 만성적, 죽음에 이르는 치명적인 병

술은 "잘 마시면 '약' 이 되지만 지나치면 '독' 이 된다"라는 말이 있다. 우리가 마시는 술은 근본적으로 독성 화학물질(에틸 알코올)의 하나로, 간에서 대사할 수 있는 허용한계(하루 성인남자 1일 3~4잔, 여자 1~2잔)를 초과하였을 경우 제대로 대사되지 못한 채 혈액을 통해 우리 몸 구석구석 이동하여 독으로 잔류하여 신체 · 정신에 심각한 영향을 미친다.

또한 알코올(술)은 중독성(내성과 의존성)을 가지고 있어 나도 모르는 사이에 습관적으로 더 많은 양을 마시게 한다.

오랜 기간에 걸쳐 술에 담가진 매실은 시간이 지나면서 처음과 전혀 다른 모양과 성분으로 변화하게 되는 것처럼(숙성), 장기간 이어지는 지나친 음주는 우리 신체와 정신 또한

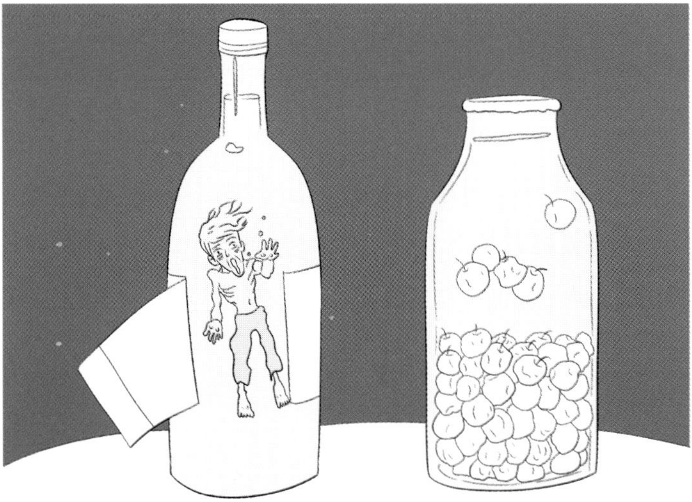

시간이 지남에 따라 전혀 다른 모습으로 변해가도록 한다(진행성). 하지만 당사자는 전혀 자신이 변화되어 가는 정도를 인식하지 못한다. 마치 서서히 끓는 물에 적응되어 죽어가는 개구리처럼…

20대부터 시작하여 40, 50, 60대에 이르기까지 적게는 10년에서 길게는 40년까지 지속적이고 지나친 음주는 일단 알코올 의존증으로서 발병하면 원상 복귀되지 않고 서서히 우리의 몸과 마음에 심각한 변화를 초래하며(진행성·만성적) 제대로 치료받지 않으면 결국 알코올중독자로서 처절한 죽음을 맞이하게 되는 병이다.

지금 이 순간 제대로 도움을 받지 않으면 시간이 지날수록 계속 나빠져 늪에 깊이 빠져들어 쉽게 빠져나올 수가 없게 된다. 결국 병이 진행될수록 치료는 더욱더 어려워진다. 치료! 빠를수록 좋다.

깨어나라! 지금 이 순간… 벗어나라! 중독의 늪에서… 도약하라! 생명의 대지로…

100 알코올중독! 가족도 함께 병든다

공동의존증

인간은 끊임없이 주변환경, 타인과의 관계 속에서 존재하고 성장한다. 특히 가족이 개인의 성장에 미치는 영향은 매우 크다고 할 수 있을 것이다.

음주문제의 한가운데서 오랫동안 생활해 온 가족은 중독의 병적인 증상과 심한 폭언, 폭행 등 지속적인 상처와 고통을 받으며 점점 변화되어 간다.

중독자가 점점 알코올에 중독되어 감에 따라서 가족 또한 중독자와의 관계에 중독됨으로써 결국 가족들 자신도 모르는 사이에 서서히 심신이 함께 병들어가게 된다.

결국 "오랜 병수발에 효자 없다"란 말이 있듯 장기간에 걸쳐 점점 더 심각해져 가는 알코올중독은 가족 내에서 육체적 · 심리적 · 경제적으로 큰 부담을 안겨주어 제대로 치료받지 않으면 파국적인 결과(각종 신체 · 정신적 질병, 자살, 별거, 이혼 등)로 이어지게 된다.

하지만 중독이 진행될수록 점점 더 자신의 중독 상태를 인식하기 힘든 것처럼 가족들 또한 중독적 관계에 집착한 나머지 자신의 상태를 제대로 인식하지 못하는 것이 특징이다. 이로 인해 가족은 환자를 지나치게 간섭하거나 또는 방치함으로 자신도 모르는 사이 병의 진행을 돕게 된다.

따라서 알코올중독으로부터 온전한 회복을 위해서는 환자의 알코올중독 치료와 동시에 가족들 또한 전문적 도움을 통해, 알코올중독자로 인한 가족들의 역기능적 변화를 이해하고 변화의 방향을 모색함으로써 중독자와 함께 건강한 관계로 성장, 적극적으로 회복의 길을 향해 나아갈 수 있어야 한다.

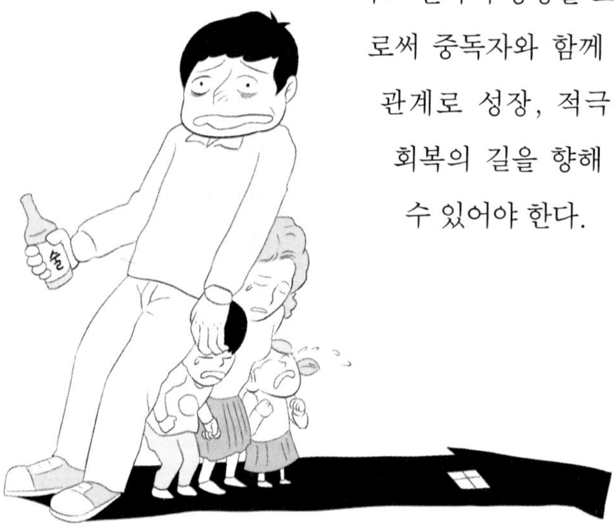

101 가족도 함께하는 온전한 생활

알코올중독으로부터 회복은 단순히 술만 끊는다고 해결되는 것이 아니다. 제대로 관리하지 않으면 쉽게 재발로 이어질 수 있다.

회복초기, 술에 장기간 의존하여 살아온 세월 동안 성장시켜야 할 삶의 건강한 기능은 제대로 성장하지 못하였거나 퇴화되어 당장 주어진 삶의 문제들을 해결하기엔 많은 문제들이 따른다. 목발에 의지해 오랫동안 살아왔던 사람이 어느 날 바로 목발을 벗어던지고 제대로 걷기를 기대하기 힘든 것처럼…

성공적인 적응을 위해서는 현재 주어진 현실에 대한 정확한 평가와 현실적응을 위한 충분한 준비단계를 거쳐 회복의 길을 한 걸음 한 걸음 나아갈 수 있도록 가족들의 적극적인

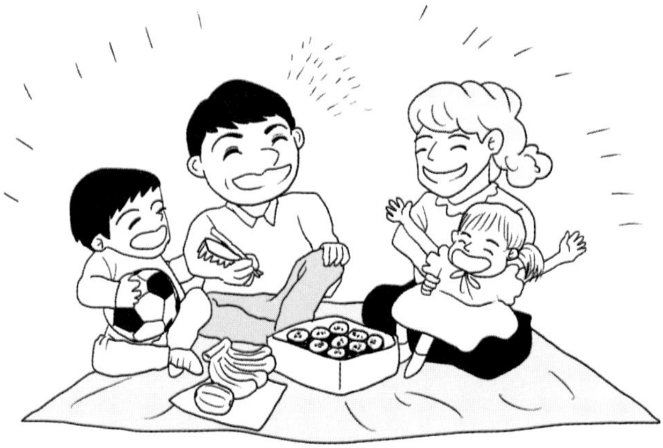

이해와 도움이 필요하다.

제대로 된 회복을 위해선 단순히 술만 안 마시면 되는 것이 아니라 과거 술로 이어졌던 습관을 새로운 습관으로 굳힐 수 있도록 꾸준한 노력이 이어져야 하며(최소 2년여 정도) 가족들 또한 함께 분위기를 이끌어 나갈 수 있어야 한다. 예를 들어 과거 스트레스를 술로 풀었다면 술 대신 운동이나 명상 등의 방법이 자연스럽게 습관으로 이어질 수 있어야 한다.

더불어 알코올중독으로 인해 병든 가족도 함께 중독적 관계에서 벗어나 도움을 받고(가족교육 및 가족치료) 스스로를 돌보며 건강한 가족관계로 성장해 나갈 때(가족모임참여) 비옥한 토양에 깊이 뿌리내린 회복나무로부터 충실한 열매를 거두게 될 것이다.

참/고/문/헌

김한오(2009). 12단계 중독치료. 계요병원.

다사랑 중독 연구소(2007). 알코올 의존환자와 가족을 위한 회복교실. 서울: 하나의학사.

도종환(2007). 흔들리지 않고 피는 꽃이 어디 있으랴. 서울: 랜덤하우스코리아.

채숙희 · 신재정 · 조근호 · 김혜영. 한국심리학회지: 임상, 2010, Vol 29, No 4, 1145-1153. 알코올 의존 환자의 단주 관련 요인: 6개월 추적 연구.

채숙희 · 신재정 · 황인복 · 강상범 · 조자현 · 김한석 · 황춘옥(2008). 술없는 인생 후반전을 꿈꾼다. 서울: 신정.

최염순(2007). 미인대칭비비물. 서울: 엔타임.

A · A 한국연합단체(1994). 온전한 생활. 서울: A.A 한국연합단체.

A · A 한국연합단체(2002). 12단계 12전통. 서울: A.A 한국연합단체.

Benjamin J. Sadock, Virginia A. Sadock(2007). *Kaplan & Sadock's Synopsis of Psychiarty: Behavioral Sciences/Clinical Psychiatry*. 10th Edition. LWW.

Don Richard Riso, Russ Hudson(2000). 에니어그램의 지혜. 주혜명(역). 서울: 한문화.

Mary Marden Velasques · Caylyn Gaddy Maurer cathy crouch · Carlo C. Diclemente(2003). 알코올 및 약물중독환자를 위한

집단치료, 변화의 단계치료 매뉴얼. 신재정 · 황인복 · 채숙희 · 이상규(역). 서울: 하나의학사.

Peter m. Monti 외(1999). 단주를 위한 사회기술훈련. 한광수(역). 서울: 하나의학사.

Ronald B. Adler(2007). 인간관계와 자기표현. 김인자(역). 서울: 한국심리상담연구소.

Stephen R. Covey(2003). 성공하는 사람들의 7가지 습관. 파주: 김영사.

저자 소개

다사랑 중독 연구소

신재정 (정신과 전문의)
윤우상 (정신과 전문의)
하태성 (정신과 전문의)
황인복 (정신과 전문의)

최윤희 (정신보건임상심리사/중독심리전문가)

김준희 (정신보건간호사)
송경화 (정신보건간호사)
이은희 (정신보건간호사/중독상담사)
윤명희 (정신보건간호사/중독상담사)
정혜주 (정신보건간호사/중독상담사)
황춘옥 (정신보건간호사/중독상담사)

김덕용 (사회복지사/중독상담사)
박화진 (사회복지사/중독상담사)
정미연 (사회복지사/중독상담사)
조아라 (사회복지사/중독상담사)

김진옥 (정신보건사회복지사/중독상담사)
조영숙 (정신보건사회복지사/중독상담사)
(분야별 가나다순)

101가지 단주 이야기

2011년 3월 10일 1판 1쇄 인쇄
2011년 3월 15일 1판 1쇄 발행
2012년 11월 10일 1판 2쇄 발행

지 은 이 다사랑 중독 연구소
펴 낸 이 최용구
펴 낸 곳 도서출판 신정

주 소 서울시 용산구 원효로 1가 48-1호(140-846)
전 화 3211-4782/0266(관리 · 영업부), 3211-4783(편집부)
이 메 일 shinjeong72@naver.com
홈페이지 www.sj-book.com
등 록 2001년 5월 11일 제13-702호

기획마케팅 최용구 · 장만동 · 송대용
책임편집 박정선 · 최윤정 · 황가연
편집디자인 이안기획
표지디자인 SDY
인쇄제본 신화인쇄, 성하제책

ISBN 978-89-5912-175-5 03330

정가 12,000원